Astrid und Marina Sallaberger

# Schlafen wie ein Murmeltier

Astrid und Marina Sallaberger

# SCHLAFEN WIE EIN MURMELTIER

Wie Sie zu tief erholsamem Schlaf finden und sich regenerieren

MIT DEN 5 PRINZIPIEN DER RELAX-SCHLAF-METHODE

GOLDEGG VERLAG

Bildrechte Autorenfoto: © Bazzoka Creative
Bildrechte Umschlag: Alexandra Schepelmann/donaugrafik.at
Lektorat: Mag. Christina Mondolfo



Der Verlag und seine Autoren sind für Reaktionen, Hinweise oder Meinungen dankbar. Bitte wenden Sie sich diesbezüglich an verlag@goldegg-verlag.com.

Der Goldegg Verlag achtet bei seinen Büchern und Magazinen auf nachhaltiges Produzieren. Goldegg Bücher sind umweltfreundlich produziert und orientieren sich in Materialien, Herstellungsorten, Arbeitsbedingungen und Produktionsformen an den Bedürfnissen von Gesellschaft und Umwelt.

FSC
www.fsc.org
MIX
Papier aus verantwortungsvollen Quellen
FSC® C014496

ISBN: 978-3-99060-181-5


Friedrichstraße 191 • D-10117 Berlin
Telefon: +49 800 505 43 76-0

Goldegg Verlag GmbH, Österreich
Mommsengasse 4/2 • A-1040 Wien
Telefon: +43 1 505 43 76-0

E-Mail: office@goldegg-verlag.com
www.goldegg-verlag.com

Layout, Satz und Herstellung: Goldegg Verlag GmbH, Wien
Printed in the EU

# Inhaltsverzeichnis

## PRINZIP II



## PRINZIP III

PRINZIP IV



PRINZIP V

# Vorwort

»Ich wache nachts immer wieder auf, um auf die Toilette zu gehen. Manchmal dauert es bis zu zwei Stunden, bis ich wieder einschlafen kann.« »Durchschlafen fällt mir schwer.« »Vor dem Einschlafen gehen mir tausend Dinge durch den Kopf.« »Am Morgen fühle ich mich oft wie gerädert und mein Rücken schmerzt.« »Erholsam schlafen? Es fühlt sich eher wie tiefe Erschöpfung an, am liebsten würde ich morgens einfach liegen bleiben.«

Finden Sie sich in einer dieser Beschreibungen wieder?

In einem Zeitalter, das von Informations- und Reizüberflutung, von Geschwindigkeit, Stress und Zeitmangel geprägt ist, kommt dem Schlaf ein erhöhtes Maß an gesundheitlicher Bedeutung zu.

Kurz gesagt, ohne ausreichenden und vor allen Dingen qualitativ hochwertigen Schlaf ist der moderne Mensch den hohen Anforderungen des Alltags nicht mehr gewachsen. Zweifelsohne sind psychische und körperliche Belastungen heute ungleich höher als noch vor wenigen Jahrzehnten. Hinzu kommt, dass Internet und Fernsehen wertvolle Zeit für Entspannung, Schlaf und Regeneration rauben.

Aus diesem Grund haben wir ein ganzheitliches Schlaf-Konzept entwickelt, welches für jede Person nach deren individuellen Bedürfnissen maßgeschneidert wird – die Relax-Schlaf-Methode. Diese wird für jede Person nach deren individuellen Bedürfnissen maßgeschneidert und führt in 5 Prinzipien zum regenerativen Schlaf.

In bereits dritter und inzwischen vierter Familiengeneration lernten wir schon früh, worauf es ankommt, um wirklich gut schlafen zu können. Interessant war für uns immer, dass trotz des großen Angebots an unterschiedlichen Betten, Matratzen und Schlafsystemen, die auch optisch immer höher, pompöser und mit Hightech veredelt wurden, die Zahl an Schlafproblemen zunahm.

Wesentlich aus ergonomischer Sicht ist, dass eine herkömmliche Matratze »von der Stange« nicht mehr ausreichend für den modernen Menschen und seine Schlaf- und Gesundheitsbedürfnisse sein kann. Obwohl der Markt die tollsten und scheinbar besten Schlafsysteme bietet, gibt es viele Menschen, die trotzdem schlecht schlafen. Ebenso ist uns bewusst, dass nicht die Schlafunterlage allein für eine erholsame Nachtruhe ausreicht. Der Mensch mit all seinen Bedürfnissen muss der Mittelpunkt einer ganzheitlichen Schlafanalyse sein, um ihm eine perfekte Nachterholung mit optimaler Zellregeneration zu ermöglichen.

Als geprüfte Schlafberaterin (gemäß Institut Proschlaf) mit zahlreichen zusätzlichen Ausbildungen und jahrzehntelanger Erfahrung habe ich meine Tochter Marina schon im Kindesalter zu vielen Ausbildungen mitgenommen. Dabei hat sie schon früh mit großem Interesse umfangreiches Wissen im ganzheitlichen Gesundheitsbereich und auch zusätzliches Know-how für ihre heutige Tätigkeit als Moderatorin, Speakerin und als Dipl. Neuromentaltrainerin gesammelt. Durch den wertvollen Austausch und die Zusammenarbeit mit vielen Therapeuten und Ärzten aus den unterschiedlichsten Fachbereichen haben wir uns gemeinsam ein breites Wissen angeeignet, das an üblichen Ausbildungsstätten nicht vermittelt wird und das die Kenntnisse über den menschlichen Stütz- und Bewegungsapparat, der Ergonomie, Holopathie, bioenergetischen Zellgesundheit und ganzheitlichen Schlafmedizin in einer perfekten Kombination vereint.

Täglich erhalten wir von interessierten Kundinnen und Kunden Fragen zum Thema gesundes Schlafen und optimale Erholung mit idealer Leistungsfähigkeit, die wir gerne beantworten. In den letzten Jahren wurden wir immer häufiger gebeten, unser Wissen niederzuschreiben, um es einer breiteren Öffentlichkeit zugänglich zu machen. Nun ist die Zeit gekommen, denn es gibt so viele Menschen, die an einer Schlafproblematik leiden und nach richtigen Lösungen suchen oder präventiv an einer gesunden Schlaflösung interessiert sind, um vital und regeneriert in jeden neuen Tag zu starten. Auf die simple Frage, wie unsere Klienten denn schlafen, folgt meist die ebenso simple Antwort: «Gut.« Doch wenn man genauer hinsieht, steht dieses »gut« auf äußerst wackeligen Beinen. Einschlaf- und Durchschlafprobleme, Schmerzen beim Aufstehen, nächtliches Aufwachen, nicht enden wollendes Gedankenkarussell oder Erschöpfung und Müdigkeit beim Aufwachen sind nur eine der wenigen typischen Schlafprobleme unserer Zeit. Erschreckend ist, dass die Zahl der Betroffenen mit diesen Schlafproblematiken steigt und in unserer Praxis bereits jeder Zweite davon betroffen ist. Um dieses wertvolle und komplexe Wissen in Form unserer Relax-Schlaf-Methode so ansprechend und verständlich wie möglich zu vermitteln, haben wir dieses für Sie, liebe Leserinnen und Leser, in 5 große Prinzipien aufgeteilt.

Dieses Buch soll nicht nur möglichst vielen Menschen zu einem wunderbaren, erholsamen Schlaf verhelfen, sondern auch ein gesundes und glückliches Leben durch die richtige nächtliche Zell-, Gewebe- und Organregeneration unterstützen.

Wir sind dankbar und fühlen uns geehrt, dass die besten Experten in den unterschiedlichsten Fachgebieten sofort bereit gewesen sind, ihr spezielles Fachwissen und neueste Erkenntnisse aus der Forschung mit uns zu teilen, damit Sie, liebe Leserinnen und Leser, ein Schlafbuch der besonderen Art in den Händen halten.

Besonderer Dank geht an:

Dr. Armando Farmini, Gynäkologie & Geburtshilfe, Senologie & Bioidente Hormontherapie, Intern. Speaker,

Prof. Dr. dent. Tilman Fritsch, NAM-Zahnheilkunde, Praxen mit Spezialisierung auf Endodontologie, Implantologie und CMD (Kiefergelenkserkrankungen) europaweit,

Buchautor, ehemaliger Team-Zahnarzt Red Bull Salzburg und Leipzig,

Dr. phil. Dipl.-Psych. Diana Henz, Johannes-Gutenberg-Universität Mainz, Institut für Sportwissenschaft, Abteilung Trainings- und Bewegungswissenschaft,

Jürgen Lueger, Ganzheitlicher Gesundheitscoach und Therapeut, Mentalcoach, Buchautor, Entwickler der »47 Essentials« Nahrungsergänzungen und der Symbio-Biofeld-Methode (SBM), Dozent an der Paracelsus-Schule in Freilassing,

Hans L. Malzl, Schlafpionier und Schlafforscher, Gründer Institut Proschlaf und Entwickler der patentierten und mehrfach mit dem Innovationspreis des Landes Salzburg ausgezeichneten Stützstempelmatratze,

Peter Sallaberger, Humanenergetiker und Therapeut, jüngster Neuromental-Trainer Österreichs, Blogautor,

und allen unseren Klienten und Kundinnen sowie inspirierenden Menschen, die uns großartige Lehrer gewesen sind – im Dialog, Seminar oder der Literatur, ohne die dieses Buch nie entstanden wäre!

Der nächtliche Schlaf beinhaltet weitaus mehr, als die meisten Menschen über ihn zu wissen glauben …

*Astrid* und *Marina Sallaberger*

## Ein wichtiger Hinweis vorweg:

Dieses Buch zeigt ein komplettes bzw. ganzheitliches, auf medizinischer sowie allgemeiner Literatur basierendes Verständnis aus vielen Bereichen der ganzheitlichen Gesundheitslehren, u. a. der orthomolekularen Vitalstofftherapie, der Schlafforschung, der Orthopädie und Ergonomie, der Zahnheilkunde, der Chronobiologie, der Endokrinologie und bioidentischen Hormontherapie und der bioenergetischen Frequenz- und Informationsmedizin.

Die im Buch aufgelisteten Einnahmevorschläge sind sorgfältig geprüft und nach bestem Wissen und Gewissen erarbeitet worden. Die Autorinnen und deren Kunden folgen den Einnahmevorschlägen bereits seit 2004. Diese sollten jedoch nicht ohne Rücksprache mit dem behandelnden Arzt oder Therapeutinnen umgesetzt werden.

Ebenso basieren Empfehlungen zu Schlafunterlagen auf dem Expertenwissen der Autorinnen und der jahrelangen Erfahrung in Zusammenarbeit mit Kundinnen und Kunden.

Ein direktes Heilversprechen sowie eine Garantie können nicht abgegeben werden. Das Buch ersetzt keinesfalls die Abklärung von individuellen Beschwerden mit einem Arzt oder Therapeuten.

Eine Haftung der Autorinnen, des Verlags und aller Personen, die an diesem Buch mitgewirkt haben, für Personen-, Sach- oder Vermögensschäden ist ausdrücklich ausgesprochen.

## Wie gut schlafen Murmeltiere wirklich?

Schlafen wie ein Murmeltier, schlank im Schlaf, Schäfchenzählen und andere Märchen. In diesem Buch wird mit Klischees und Irrglauben rund ums Schlafen aufgeräumt. Wohl über wenige Themen existiert so viel Literatur wie über eine der wichtigsten und erholsamsten Angelegenheiten der Welt. Ein Drittel des Lebens verbringen wir damit und dennoch gibt es so viele Missverständnisse rund um den erholsamen Schlaf – und leider auch so viele Schlafstörungen!

So wird der Traum im kuschelig warmen Bett für manche schnell zum Albtraum. Was auf den ersten Blick einfach erscheint, erweist sich bei genauerer Betrachtung als komplexe Wissenschaft, bei der im Laufe der Zeit unzählige Einflussfaktoren die Schlafqualität des Menschen tiefgreifend beeinflusst und verschlechtert haben.

*Wozu schlafen wir eigentlich?* Findet Schlafen in unserer schnelllebigen Zeit überhaupt noch Platz? Wäre es nicht sinnvoller, die Zeit für wichtigere Dinge zu nützen? Muss die Schlafdauer denn nicht den heutigen »Standards« angepasst und auf drei bis vier Stunden reduziert werden, um auch noch die Nacht produktiv nützen zu können? Kann der Schlaf mit der modernen Form des Schlafes, der Meditation, ersetzt werden? Diese und ähnliche Fragen beschäftigen den modernen Menschen. Denn die Zeit läuft, die To-do-Listen sind lang, Ziele und Anforderungen hoch, der Outlook-Kalender voll.

Wenn wir jedoch bedenken, dass im Schlaf – und nur im regenerativen Schlaf – jede Nacht Gewebe- und Zellreparaturen stattfinden, werden wir uns (hoffentlich!) überlegen, ob wir diese Schlafzeit künftig nicht doch als sehr produktive und durchaus notwendige Beschäftigung ansehen. Denn bei einer (zu) kurzen Schlafzeit oder schlechter Schlafarchitektur können wahrscheinlich nur halb so viele Reparaturen stattfinden. Auch gut – aber nicht gut genug. Sehr viele

Regenerationsprozesse bleiben auf der Strecke und werden nicht durchgeführt, was sich über kurz oder lang auf mentale und körperliche Leistungsfähigkeit, Vitalität, Stoffwechsel und Hormonproduktion niederschlagen wird. All dies kann auch direkt mit nicht reparierten Schäden in kritischen Geweben und Organen assoziiert werden. Anhand der Organuhr der Traditionellen Chinesischen Medizin ist ersichtlich, dass der Dreifacherwärmer, der den Stoffwechsel umfasst (21–23 Uhr), der Gallenblasenmeridian (23–1 Uhr), der Lebermeridian (1–3 Uhr) sowie auch der Lungenmeridian (3–5 Uhr) während der Nacht ihre Hauptfunktionszeiten für Entgiftung und Reparatur haben und nicht durch Schlafunterbrechungen gestört werden sollen. Ein regelmäßiges Erwachen zwischen 1 und 3 Uhr kann z. B. einen überlasteten Lebermeridian signalisieren.

Es ist zu überdenken, ob wir dem Schlaf nicht mehr Wertschätzung geben und Bett und Schlafraum mehr Bedeutung und Zuwendung beimessen!

*Von der Strohmatte zum Hightech-Bett.* Die technologischen Veränderungen und Neuheiten machen auch bei der ältesten Tätigkeit des Menschen nicht halt. Sind die heutigen Standardmatratzen für alle Menschen die ideale Lösung für guten Schlaf? Egal wie groß, egal welches Gewicht, egal ob Mann oder Frau? Schlank oder eher robust gebaut? Wohl eher nicht. Die Zahl der Schlafstörungen, immer häufigeres Auftreten von Schlaflosigkeit sowie Rückenschmerzen und Nackenverspannungen sprechen Bände.

*Schluss mit 08/15!* Qualität und Individualität auf höchster Schlafstufe sind bei der Wahl der optimalen Schlafunterlage gefragt! In diesem Buch erfahren Sie, worauf es wirklich ankommt und wie auch Sie erholsam schlafen können. Vorzugsweise ohne Schmerzen beim Aufstehen. Dass neben der Matratze das Material Ihres Bettes und die Bettwäsche eine wichtige Rolle spielen, werden Sie schnell erkennen. Und dass sich das störungsfreie Schlafumfeld, – frei von

Elektrosmog und geopathischen Störzonen – wie auch die körperliche Konstitution, Stress, Sorgen und Bewegung auf den Schlaf auswirken, werden wir Ihnen zeigen.

Das alles sind Versprechungen und Träumereien, denken Sie? Keinesfalls, denn wir träumen Wirklichkeit!

Aber Sie dürfen etwas verändern: Proteine statt wohlschmeckender Kohlenhydrate, Wasser statt Saft und dem abendlichen Feierabendbier, Auffüllen essentieller Vitalstoffe statt Nährstoffdefizite, laufen und walken statt fernsehen und scrollen am Handy, regenerieren und Pausen machen statt Dauerstress sowie ausreichend schlafen statt TV und Internet.

Kurzum, täglich wohlfühlen und bestens schlafen statt Müdigkeit, sinkender Zellspannung, Leistungstief und schlechtem Schlaf.

Hört sich gut an? Gehen wir's an – wir begleiten Sie dabei!

## Wie geht gut schlafen?

Die Wichtigkeit eines guten und erholsamen Schlafes wird von vielen Menschen nicht erkannt. Viele stehen lieber nachts an der Bar, kämpfen sich spätabends im Fitnessstudio ab oder arbeiten die Nacht am Computer durch, um jede Sekunde des Tages auszunutzen.

Nicht wissend, dass der Schlaf doch eine der wichtigsten Angelegenheiten der Welt ist. Wir entspannen im Schlaf, werden schädliche Gifte los, tanken Kraft und Vitalität und werden sogar klüger. Schlaf macht aktiv. Schlaf macht glücklich und gesund! Laut Wissenschaft ist Schlaf die reinste Detox-Kur für Körper und Gehirn und das Bett der wahre Kraftplatz für die geistige Entschleunigung. Na also! Kluge Köpfchen schlafen mehr.

Doch warum nutzen wir oft die Zeit nicht zum Schlafen? Oder warum können so viele Menschen nicht richtig gut schlafen? Warum denken so viele Menschen, dass sie subjektiv gut schlafen, wobei doch ihr Schlafprofil eine sehr schlechte Schlafarchitektur anzeigt? Warum prägen Probleme wie Rückenschmerzen, Bandscheibenvorfälle, Schulter- und Hüftschmerzen, Verspannungen, Schnarchen, Apnoe, Neuralgien, Kopfschmerzen und Migräne, Zähneknirschen, Ein- und Durchschlafprobleme etc. zunehmend den Schlaf und dementsprechend auch den Lebensalltag?

Haben Sie schon einmal von einem *Regenerationsgleichgewicht* gehört? Vereinfacht gesagt, ist das jenes Gleichgewicht, das unsere alltäglichen Abläufe beschreibt. Es geht um das Wechselspiel zwischen Belastung (Beanspruchung im Alltag) und Entlastung (Erneuerung im Schlaf). Damit wird ein fundamentales Prinzip zum Ausdruck gebracht, welches nicht nur das Wissen rund ums Schlafen, sondern auch viele andere Abläufe im Körper, in der Natur, aber auch in unserem praktischen Lebensalltag charakterisiert. In Balance bleiben heißt also die innere Mitte finden. So wie es uns verschiedene Philosophien lehren. Dabei hilft uns das Regenerationsgleichgewicht.

Ähnlich wie Yin und Yang in der Traditionellen Chinesischen Medizin wird das Wechselspiel der körperlichen Energien beschrieben. Man spricht dabei von Energiefülle und Energieleere, die ins Gleichgewicht gebracht werden sollen. Auch in der klassischen Medizin begegnen wir dem Prinzip der Balance. So z. B. beim vegetativen Nervensystem, wo sich der Sympathikus (Aktivität) und der Parasympathikus (Passivität und Entspannung) gegenseitig ausgleichen und im Idealfall die Waage halten. Ebenso ist diese Harmonie im Säure-Basen-Gleichgewicht zu sehen, das sich durch den pH-Wert ausdrückt. Der pH-Wert gibt an, ob wässrige Lösungen in saurem oder basischem Zustand sind.

Ein neutraler pH-Wert, gemessen auf einer Messskala von 0 bis 14, liegt bei 7 genau in der Mitte, ist also der Idealzustand im menschlichen Körper. Nicht zuletzt ist es aber unser Tagesablauf selbst, der uns mit dem Prinzip der Balance konfrontiert. Gemeint ist der Tag-Nacht-Rhythmus oder anders ausgedrückt der Schlaf-Wach-Rhythmus. Hier steht eine Phase des Energieverbrauchs (Tag) einer Phase der Energiespeicherung und Erneuerung von verbrauchten Zell- und Gewebesubstanzen (Nachtruhe) gegenüber.

Wenn jedoch die Belastung überwiegt, entsteht ein Regenerationsungleichgewicht. Der ausgleichende Pol – die Entspannung oder Entlastung – fehlt. Es kommt zum Regenerationsdefizit. Dies bleibt für den Betroffenen zunächst unbemerkt, zumindest solange der Körper über genügend konstitutionelle Reserven verfügt. Von diesen kann er eine Weile zehren und das Defizit ausgleichen. Doch irgendwann sind die Reserven aufgebraucht. Die Nährstoffkammer des Körpers möchte ihre Depots wieder auffüllen, sonst wird die körperliche Substanz angegriffen. Was bedeutet das konkret? Dies kann sich zunächst in Form von Akutsymptomen (körperliche und mentale Anspannung, Schmerz, Entzündungen, Immunschwäche uvm.) zeigen, die allmählich in chronische Funktionsstörungen und schließlich in ernsthafte Krankheitsbilder (z. B. Arthrosen, Bandscheibenvorfällen, Nervenentzündungen, Depressionen, Krebs ...) münden können.

Wir haben es uns zur Aufgabe gemacht, für die präventive Aufrechterhaltung des Regenerationsgleichgewichts zu sorgen und dort, wo es bereits verloren gegangen ist, die besten Lösungen zu erarbeiten, um dieses Regenerationsgleichgewicht ursächlich und ganzheitlich wiederherzustellen.

## Warum schlafen wir? – Unser Lebensenergiekonto

In unserer modernen und schnelllebigen Zeit, in der scheinbar nur produktive Zeiträume einen Wert haben, scheint der Schlaf Zeitverschwendung zu sein. Auch die Schlafforschung war lange ein sehr vernachlässigter Bereich. Äußerst positiv ist, dass in den letzten Jahren ein enormes Wissen über die Bedeutung des Schlafes für die menschliche Gesundheit gesammelt werden konnte.

**Heute weiß man, dass gesunder Schlaf die essentielle Voraussetzung – die Basis – für ein langes und gesundes Leben ist.**

Inspiriert von einer unserer Lieblings-Lektüren »Vom richtigen Umgang mit der Zeit – die heilende Kraft der Chonobiologie« von Prof. Dr. Maximilian Moser – schließen wir uns seinem Vergleich an, unser *Lebensenergiekonto* mit einem Sparkonto zu vergleichen. Bei unserer Geburt verfügen wir über ein gut gefülltes Depot, das uns trotz aller Belastungen des Lebens ermöglicht, gesund zu bleiben und nach kleinen Leiden immer wieder von selbst gesund zu werden. Aber täglich buchen wir von unserem Sparkonto Lebensenergie für emotionale Beanspruchungen, Stress, Sorgen, körperliche Arbeit, die täglichen Probleme, Umweltbelastungen wie Elektrosmog oder Blaulicht von Handy, Computerbildschirmen und Co. Freizeitstress uvm. ab.

Gut, dass es den Schlaf gibt! Denn im Schlaf schafft es unser Körper, immer wieder auszugleichen und Guthaben auf unser Sparkonto zurückzubuchen und die Verletzungen, kleinen Schäden und Unordnung im Körper weitgehend zu reparieren und Stoffwechselendprodukte auszuscheiden.

Leider kann auch der beste Schlaf nicht immer alle Schäden vollständig ausheilen und unser Lebensansparkonto nicht immer komplett ausgleichen. Nacht für Nacht wird immer etwas weniger zurückgebucht, als tagsüber verbraucht wurde. Das ist jedoch normal und der (Ab-)Lauf unserer Lebenszeit. Wer jedoch für ausgezeichneten Schlaf sorgt, hat weitaus bessere Möglichkeiten, die Lebenszeit zu verlängern und dabei gesünder, attraktiver und leistungsfähiger zu bleiben. Das Lebensenergiekonto kann bei guter Schlafqualität besser und effektiver aufgefüllt werden.

Wenn das Lebensenergiekonto jedoch weitgehend verbraucht oder strapaziert ist, ist auch unsere Widerstandskraft gegenüber Infektionen, Entzündungen und Verletzungen stark verringert und das Risiko für Erkrankungen wesentlich höher.

## Die 5 Prinzipien für regenerativen und gesunden Schlaf

Unser Buch setzt sich mit der Frage auseinander, wann von regenerativem und gesundem Schlaf die Rede ist, und vor allem, was diesen ausmacht. Was gehört dazu, um gesunden Schlaf zu finden und sich regeneriert, erholt und ausgeschlafen zu fühlen?

Um diese Fragen zu beantworten und so verständlich wie möglich darlegen zu können, haben wir sie in die folgenden 5 Prinzipien für regenerativen und gesunden Schlaf eingeteilt. Aber lesen Sie selbst.

# PRINZIP I
# Ganzheitliche Gesundheit sorgt für guten Schlaf

Wie beeinflussen unsere Zähne den Schlaf? Auf welche Art und Weise können wir abends vor dem Zubettgehen Stress abbauen und die Gehirnwellen stimulieren, um uns in einen entspannten und ausgeglichenen Zustand zu versetzen? Was bewirken Entzündungen und wie wirken sich diese auf Einschlaf- und Durchschlafstörungen aus? Sie sehen schon, in unserem ersten Prinzip werden einige Themen behandelt, die man nicht sofort mit dem Schlafen verbindet, und das ist erst ein kleiner Teil davon. Der ganzheitliche Ansatz ist uns sehr wichtig, damit Sie verstehen, welche komplexen Systeme im Körper ablaufen und wie einzelne Faktoren davon unseren wertvollen Schlaf positiv wie negativ beeinflussen können. Schauen wir es uns einmal genauer an …

## Gesunde Zellen und mentale Fitness durch Schlafen

In ursprünglichen, naturverbundenen Kulturen hat das Löschen des Lagerfeuers und der Beginn der Schlafenszeit etwa zwischen 21 und 23 Uhr – je nach Jahreszeit – stattgefunden. Der »Schlaf vor Mitternacht« wurde immer schon für besonders wichtig erachtet. Neueste Forschungsergebnisse bestätigen, dass die beiden ersten Stunden des Schlafes einen ganz besonderen Wert für unsere Gesundheit haben – auch wenn diese zwei Stunden in der heutigen Zeit bei vielen Menschen erst nach Mitternacht stattfinden. 10 bis 60 Minuten nach dem Einschlafen ist die Schlaftiefe am größten. Nach dem Einschlafen gleiten wir in einen Zustand der tiefen Bewusstlosigkeit, genannt Tiefschlafphase. In dieser ersten Tiefschlafphase wird das Wachstumshormon ausgeschüttet, das dem Körper dabei behilflich ist, beschädigtes Gewebe neu aufzubauen. Im Immunsystem wird die Vermehrung der Zellen angeregt. Das Immunsystem verwendet u. a. reaktive Sauerstoffmoleküle, um fremde, eingedrungene Zellen anzugreifen und zu zerstören. Der dabei verbleibende reaktive radikale Sauerstoff im Gewebe wird kurz nach dem Gipfel der Wachstumshormonausschüttung, etwa um ein bis drei Uhr morgens, von dem aus der Zirbeldrüse produzierten Hormon Melatonin beseitigt.

Melatonin wirkt am stärksten gegen Sauerstoffradikale, die sogenannten Oxidantien. Es schützt uns vor der Schädigung gesunder Zellen zum richtigen Zeitpunkt, nämlich nachdem das Immunsystem durch das Wachstumshormon aktiviert worden ist.

Gegen Morgen, ab etwa vier Uhr früh, wird ein weiteres Hormon von der Nebennierenrinde gebildet: Cortisol. Es dämpft das Immunsystem und bereitet uns auf den kommenden Tag vor, indem es aufbauende Stoffwechselvorgänge aktiviert und so dem Körper energiereiche Verbindungen zur Verfügung stellt. Es ist wesentlich, dass Cortisol erst am Ende der Nacht gebildet wird, da es sonst das Immunsystem lahmlegen würde, noch bevor dieses seine Wirkung entfalten kann. Der Zeitablauf bei der Bildung dieser Hormone ist sowohl für den Schlaf als auch für unsere Gesundheit von größter Bedeutung.

## Wir verarbeiten, während wir schlafen

Das Wort »Schlaf« leitet sich vom griechischen *hypnos* ab. Hypnos ist der Gott des Schlafes, genauso wie sein Gegenpart, der römische Gott *Somnus.* Vielleicht kommen Ihnen jetzt die Begriffe Hypnose in den Sinn oder *Insomnia,* also Schlaflosigkeit. *Schlafen wie die Götter.* Damit das funktioniert, müssen wir wissen, dass der Schlaf für die Gesundheit eine elementare Angelegenheit ist. Sozusagen die Basis unseres Seins, unserer Gesundheit. Insgesamt gibt es drei »Kardinalzustände«, die unseren Lebensrhythmus prägen: der Zustand der Wachheit, der NONREM-Schlaf und der REM-Schlaf. Die einzelnen Zustände haben folgende Funktionen:

- *Wachheit:* die Produktion der Tagesereignisse
- *NONREM-Schlaf oder Tiefschlaf:* die Energiespeicherung und Entgiftung von Gehirn und Organen
- *REM-Schlaf oder Traumphase:* die Reproduktion der Tagesereignisse

Im Wachzustand produzieren wir ... ja, was eigentlich? Gedanken, Gefühle, Wünsche, Ängste, Stress usw. Dieses Durcheinander, das wir tagsüber kreieren, muss irgendwann sortiert werden. In der REM-Phase werden alle Informationen und Geschehnisse, die in der Wachzeit aufgenommen worden sind, vom Gehirn aufgearbeitet. Sie scheint der Erholung der Psyche zu dienen. Die REM-Phase wird auch als Traumphase bezeichnet. Im Idealfall wiederholt sie sich vier- bis sechsmal pro Nacht und dauert bis zu 20 Minuten. Sie dominiert die zweite Nachthälfte. In dieser Zeit schaltet unser Körper auf einen Stand-by-Modus um. Unsere Muskeln entspannen sich, nur die inneren Organe arbeiten aktiv. In der REM-Phase wird auch das Gehirn regeneriert. Um nicht unnötig Energie zu verbrauchen, sind die Muskeln völlig inaktiv, weshalb wir von Energiespeicherung im Schlaf sprechen. Nur die Augen bewegen sich, und das sogar sehr schnell. Deshalb der Name »Rapid Eye Movement« (REM). In der REM-Phase wird geträumt, auch wenn man sich beim Aufwachen nur selten daran erinnert. Wenn wir nachts aufwachen, weil die Leber sich meldet oder wir zur Toilette müssen, passiert das meistens in der REM-Phase.

> *Schon gewusst?*
>
> **Fünf Minuten nach dem Aufstehen haben wir bereits 50 % unserer Träume vergessen. Nach zehn Minuten können wir uns nur noch an 10 % erinnern.**

Das wichtigste Stadium ist der NONREM-Schlaf, besser bekannt als Tiefschlaf. Dieser steigert sich in vier Stufen. Der sogenannte Delta-Schlaf ist die tiefste Stufe. Delta bezeichnet die gemessenen Wellenlängen, die sich dabei im Gehirn abspielen (messbar mit dem EEG – Elektro-Enzephalogramm).

Problematisch wird es, wenn der Schlaf unterbrochen wird und nicht genug Zeit zum Aufräumen, Sortieren und Verarbeiten bleibt, das heißt, wenn dieser »Putzvorgang« des Körpers unterbrochen wird, weil wir zu wenig oder nicht in einem Stück schlafen.

Müdigkeit tagsüber, Gedanken-Wirrwarr, mentale Verstimmung, Konzentrations- und Gedächtnisminderung, geistige Leistungsverminderung und sogar depressive Verstimmungen können die Folge sein. Kommt Ihnen bekannt vor? Dann sorgen Sie bitte dafür, dass die biochemischen Prozesse ungestört ablaufen und Sie ausreichend und ohne Unterbrechung schlafen können. Mehr dazu in den nächsten Kapiteln.

## Unser persönlicher Lebensrhythmus

Wie wir wissen, gibt es Morgen- und Abendtypen – in der Schlafkunde werden sie als Lerchen und Eulen bezeichnet.

Tatsächlich gibt es Menschen, die früher als der Durchschnitt aufwachen, vollständig ausgeschlafen und voller Energie sind. Ihr Leistungshoch ist in den frühen Morgenstunden bis zum frühen Nachmittag.

Im Gegensatz dazu kommen die Eulen morgens nicht aus den Federn, sind aber bis spät in die Nacht hinein aktiv und leistungsfähig.

Zwei von drei Menschen gehören diesen beiden Extremtypen nicht an und werden als Mischtypen bezeichnet. Diese Mischtypen können auch ihre Präferenzzeiten zu bestimmten Tageszeiten haben, wo sie besonders leistungsfähig sind, aber sie sind wesentlich flexibler und ihr Typ ist nicht so extrem auf Morgen oder Abend ausgerichtet.

Berufe mit sehr frühen oder sehr späten Arbeitszeiten sind kein Problem, wenn jemand ohnehin als sehr früher oder später Chronotyp geboren wurde. Als Lerche als Nachtportier zu arbeiten, ist aber für die Gesundheit nicht besonders förderlich, genauso wenig, wenn Eulen zur täglichen Frühschicht müssten. Das macht keinen Sinn!

Grundsätzlich kann sich der Mensch aber an veränderte Lebensrhythmen gewöhnen. Etwa um zwei Stunden lässt sich die eigene Chronobiologie ohne größere gesundheitliche Probleme nach vorne oder nach hinten verschieben.

Unsere persönlichen Schlafbedürfnisse sind komplett verschieden. Das weiß man, wenn man mehrere Kinder hat. Jedes Kind hat schon als Baby sein eigenes Schlafverhalten. Man kann sich selbst und dem Baby aber etwas Gutes tun, indem man ohne Druck einen gewissen Rhythmus, der sich natürlich mit dem Mahlzeiten- und Tag-Nacht-Rhythmus synchronisieren sollte, einhält. Je kleiner das Baby, umso konsequenter sollte dieser Rhythmus eingehalten werden.

Sie werden bald bemerken, dass sich dieser regelmäßige Rhythmus auf das Schlafverhalten des Babys und der gesamten Familie sehr positiv auswirkt.

Deshalb ist es wichtig, dass wir grundsätzlich viel entspannter mit dem Thema Schlaf umgehen, denn viele Schlafkrankheiten oder -probleme sind gar keine, wenn man den eigenen Schlafrhythmus – oder den des Kindes oder Partners – akzeptiert und einhält.

Leider lassen sich die Fahrzeiten von öffentlichen Verkehrsmitteln, Schulzeiten, Arbeitszeiten und unsere eigenen Termine nicht immer damit synchronisieren.

Oft sind vermeintliche Schlafprobleme vergleichbar mit einer schmerzenden Schulter, die sich täglich nach dem Aufstehen meldet. Wenn die Schulter wiederholt nur morgens nach dem Aufstehen schmerzt, hat der Mensch ja auch keine Schulterverletzung, sondern »nur« die falsche Matratze.

## Die Gehirnwellen

Das menschliche Gehirn funktioniert mit unterschiedlichen Frequenzbändern, je nach Bewusstseinszustand. Bereits 1929 gelang es, die elektrischen Entladungen von Gehirnzellen an der Kopfhaut mit Elektroden abzuleiten und über einen Verstärker mit Hilfe von Tintenschreibern als EEG aufzuzeichnen. Dabei wurden im Wachzustand bei geschlossenen Augen sogenannte Alpha-Wellen mit einer Frequenz (= Hertz) von 8 bis 13 Hertz pro Sekunde und einer Spannungshöhe (= Amplitude) von etwa 50 Mikrovolt, bei geöffneten Augen Beta-Wellen mit einer Frequenz von 13 Hertz und einer niedrigen Amplitude gemessen. Später entdeckte man beim Einschlafen langsamere Theta-Wellen (4 bis 7 Hertz), während im tiefen Schlaf noch langsamere Delta-

Wellen im Frequenzbereich unter 4 Hertz mit hoher Amplitude dominierten.

Es gibt einen direkten Zusammenhang zwischen dem Aktivitäts- oder Aufmerksamkeitsniveau und der Frequenz der Gehirnwellen. Die Frequenzen der Hirnströme werden in verschiedene Bereiche eingeteilt. Im EEG wird aber nicht nur ein Frequenzbereich aufgezeichnet, sondern meistens ein Frequenz-Mix.

*Delta-Wellen* (0,5 bis 3 Hertz, traumlose Tiefschlafphase) – das sind die tiefsten Frequenz-Folge-Reaktionen, die das Gehirn kennt, und sie sind typisch für die traumlose Tiefschlafphase, für komatöse Zustände und bei tiefer Meditation. Das Bewusstsein wird komplett ausgeschaltet, der mentale Zustand wird vom Unterbewusstsein und dem Zentralnervensystem erzeugt und aufrechterhalten. Jemanden in dieser Phase aufzuwecken wäre sehr schwierig. Danach wäre eine minutenlange Benommenheit typisch.

*Theta-Wellen* (4 bis 7 Hertz, Traum-Zustand) – dieser Frequenzbereich tritt vermehrt in leichten Schlafphasen oder tiefer Entspannung auf. Man reagiert nur noch auf wichtige, starke oder laute Umweltreize. Diese Wellen sind Kennzeichen für unbewusste Aktivität, die mit Gefühlen und Träumen verbunden sind.

*Alpha-Wellen* (8 bis 13 Hertz, Tag-Traum-Zustand) – ein verstärkter Anteil von Alpha-Wellen wird mit völliger Entspannung, entspannter Wachheit bzw. nach innen gerichteter Aufmerksamkeit, leichter Meditation, bei geschlossenen Augen assoziiert. Alpha-Wellen treten vor allem frühmorgens, vor dem Einschlafen oder während Tagträumen auf. Dieser Zustand ist die Brücke zwischen Bewusstsein und Unterbewusstsein.

*Beta-Wellen* (14 bis 30 Hertz, Wach-Zustand) – sobald die Augen geöffnet werden, werden im Gehirn bei den meisten Menschen bereits die schnelleren Beta-Wellen produziert, ein Zustand geprägt von innerer Unruhe, Sorge,

Angst, prüfendem Denken. Für die meisten ein völlig normaler (Alltags-)Zustand. Beta-Wellen entsprechen intensivem und analytischem Denken.

Am wenigsten erforscht ist das fünfte Gehirnwellenband, die sogenannten *Gamma-Wellen* (über 30 bis 100 Hertz) – sie sind auf dem EEG mit bloßem Auge nicht mehr erkennbar. Diese Frequenzen treten z. B. bei starker Konzentration, Spitzenleistungen oder Lernprozessen auf. Das Gehirn arbeitet mit Gamma-Wellen bei allen anspruchsvollen Tätigkeiten mit hohem Informationsfluss, z. B. während schwieriger Rechenaufgaben, beim Schreiben eines komplizierten Textes oder wenn komplexe Zusammenhänge verarbeitet werden.

Heute wird durch stressreiche Alltagsgewohnheiten und viele digitale Störfaktoren ein Zustand kreiert, der uns gehirntechnisch in einen Zustand mit vorherrschenden Beta-Wellen größer als 15 Hertz und aufsteigend bis in Bereiche der Gamma-Wellen von 35 bis 40 Hertz bringt. In solchen Bereichen arbeitet der Verstand auf Hochtouren, lenkt, sondiert, analysiert und vergleicht mit gemachten Erfahrungen. Dieser Zustand kostet uns natürlich erhebliche physiologische und psychische Energie.

Wenn es uns nach Feierabend – und nach aktiven Freizeitaktivitäten – gelingt, in den Alpha-Zustand zu wechseln, so begibt sich der Verstand endlich zur Ruhe (Feierabendstimmung). Wir entspannen sofort und nehmen deutlich bildhafter wahr. Leider gelingt es vielen Menschen nicht, nach getaner Arbeit in diesen Zustand zu kommen. Kreisende Gedanken, Unruhe, An- und Verspannungen, erhöhter Puls, Ein- und Durchschlafstörungen, Hitzeattacken und Schwitzen, Zähneknirschen während des Schlafens, häufige Lagewechsel im Bett und Kopfkino beim nächtlichen Aufwachen weisen darauf hin, dass die Gehirnwellen nicht zur Ruhe kommen.

Schafft es der Mensch tagsüber, hauptsächlich im entspannten Alpha-Wellen-Bereich und konzentriert im Beta-Wellen-Bereich zu bleiben und nach Feierabend wieder in den entspannten Alpha-Wellen-Zustand zu kommen, ist meistens der Wechsel in den tiefenentspannten Theta-Wellen-Bereich zum Einschlafen wesentlich einfacher.

Die weitere Phase ist der Wechsel in den Delta-Wellenbereich, vorausgesetzt die körperlichen und mentalen Regulationsvorgänge im Körper, eine ausgeglichene Hormonproduktion und äußerliche Faktoren wie die richtige Schlafunterlage, das Bettklima und ein störungsfreier Schlafplatz bieten die entsprechende Entspannung dafür.

Nun, in der tiefsten Entspannung, in der traumlosen Tiefschlafphase – im Reich der Delta-Wellen –, in der sich die Gehirnwellen nur noch um die zwei Hertz bewegen, sind wir tiefenentspannt. Nicht nur Menschen im guten und regenerativen Schlaf, sondern auch jene, die langjähriges Training in tiefer Meditation, Yoga, Qigong und andere Entspannungstechniken machen, können dorthin gelangen. Aber auch Menschen, welche physisch bereits tot waren oder reanimiert worden sind, berichten von Erfahrungen, die mit einer teilweise erheblich erweiterten Wahrnehmung im Delta-Wellenbereich einhergegangen sind.

Wie Sie wahrscheinlich erkannt haben, kommt nur in den tieferen Gehirnwellenlagen der Verstand zur Ruhe. Der Verstand darf sich nun erholen, ein Zustand, den er sich in unserer schnelllebigen Zeit mehr als verdient hat. Überrascht es Sie jetzt, dass unser Immunsystem dann am effektivsten arbeitet, wenn sich unser Gehirn im Delta-Zustand befindet? Deshalb wurde uns als Kindern, wenn wir krank waren, von unseren Müttern immer prophezeit: »Schlafen ist die beste Medizin!« Auch Tiere schlafen sich instinktiv gesund, wenn sie krank sind.

Im Delta-Wellenbereich werden massive Kräfte aufgerufen, die enorme Regenerationsprozesse aktivieren. Das Immunsystem kann in diesem tiefen Wellenbereich alle Hebel in Bewegung setzen, um das System wieder in die ursprüngliche Ordnung zu bringen.

Um gesund zu bleiben, ziehen wir es vor, nach dem morgendlichen Aufwachen den Großteil des Tages im Alpha- oder Beta-Zustand zu verbringen. Dieser Zustand innerer »Coolness« wäre auch in arbeitsreichen Situationen sehr empfehlenswert, um nach Feierabend noch gut ausbalanciert zu sein. Diesen Zustand kann man natürlich genauso trainieren, wie man einen Muskel trainiert. Im Alphazustand, dem Zustand langsamen Denkens, lassen sich Situationen viel besser erfassen und fokussieren und dadurch Entscheidungen besser treffen. Befindet sich Ihr Gehirn im Alpha-Zustand, steigt die Konzentration des Neurotransmitters GABA an, was sich durch eine verminderte Gehirntätigkeit auswirkt. GABA (= Gamma-Aminobuttersäure) unterstützt die Entspannung, lindert Stress, lässt uns ruhiger werden und fördert den guten Schlaf.

Wie bleiben wir nun tagsüber in diesem wünschenswerten Alpha-Zustand? Durch tägliche Meditationen und Rituale, um den Fokus für Zufriedenheit und ein gutes Leben zu erhalten, positive Kommunikation und Begegnungen, Pausen von Arbeit und Alltag, moderate Bewegung wie flottes Gehen, Trampolinspringen oder leichtes Laufen – am besten mit einem Lächeln im Gesicht und viel Spaß!

## Stressmanagement durch Gehirnwellenstimulation

Die meisten Menschen empfehlen an dieser Stelle Meditation, Yoga, Qigong, usw. Aber der Sprung vom Fernseher, Smartphone oder Computer hin zum täglichen (!) Üben und Meditieren ist groß, schwer und vor allem nicht jedermanns Sache. Energieübungen und Meditationen müssen trainiert werden, und zwar so oft wie möglich – am besten täglich.

Denn nur ein bis zwei Mal wöchentlich im Abendkurs geübt, bringen sie zwar Beweglichkeit des Körpers und kurzfristige Entspannung. Wahrscheinlich auch eine tiefere Atmung als die oberflächliche »Hechel-Atmung« des Alltags, jedoch bringen sie das Gehirn der meisten Menschen höchstens in einen Alpha-Zustand – die meisten verbleiben sogar im Beta-Zustand, weil sie sich auf das Üben konzentrieren müssen oder den Alltag nicht loslassen können. Auch gut, aber nicht gut genug. Denn das Ziel einer Meditation ist der Theta- oder Delta-Zustand. In diesen Frequenz-Bereichen ist das menschliche Gehirn in der Lage, wirklich zu regenerieren.

Eine elegante, einfache und wirksame Lösung ist eine Art der Gehirnwellenstimulation, bei der man durch das Aufsetzen von Kopfhörern innerhalb von mindestens 15 Minuten spezifische Frequenzmuster des Gehirns ansteuern kann:

- Beta – Wachzustand
- Alpha – Entspannungszustand
- Theta – leichte Schlafphase und tiefe Entspannung
- Delta – Tiefschlaf

Auch in bestimmten Alltags- und Lebenssituationen, bei Schlafstörungen, Lern- und Konzentrationsproblemen, Sorgen, Trauer, aber auch neurologischen Störungen *wie Depressionen, Hyperaktivität und Stimmungsschwankungen*, kann diese Gehirnwellen-Balancierung, täglich für einige Minuten über Kopfhörer angewandt, schnelle Hilfe zur Stress-Reduktion bringen und zur Entspannung führen. Diese Stimulationstechnologie bewirkt weitaus mehr als Entspannungsmusik oder eine geführte Meditation, weil es direkt auf das Gehirn einwirkt.

Diese Balancierung kann zuhause über einen Zeitraum von mindestens drei Monaten täglich über Kopfhörer durchgeführt werden. 15 bis 20 Minuten wird der Körper über bestimmte Töne und Farben in der ausgetesteten Gehirnwellen-Frequenz stimuliert. Die Interferenz, die über die Kopfhörer erfolgt – die Frequenzübertragung variiert an beiden Ohren –, veranlasst das Gehirn, selbst Frequenzen zu produzieren und dabei wieder in eine Art Ursprungszustand zu gelangen. Jeder merkt rasch, wie schnell dieses natürliche »Ordnungskonzept« auf unser gesamtes System wirkt und wie wunderbar entspannend und balancierend es sich anfühlt.

Eine Studie, die bei verschiedenen Personen mit Stress-Symptomen durchgeführt wurde, erzielte sensationelle Ergebnisse. Wir danken dafür Frau Dr. phil. Dipl. Psych. Diana Henz für die ausführlichen Informationen zu dieser Studie. Frau Dr. Henz ist Diplom-Psychologin mit Promotion im Fach Experimentelle Psychologie und forscht seit einigen Jahren an der Universität Mainz zur Wirkung alternativer und komplementärmedizinischer Verfahren auf die Gehirn-, Herz- und Muskelaktivität.

An dieser Stelle möchten wir Frau Dr. phil. Dipl.-Psych. Diana Henz das Wort übergeben.

## Wissenschaftliche Erkenntnisse über die Gehirnaktivität mit der Colorbox12 von Frau Dr. Dipl.-Psych. Diana Henz

Die selektive Wirkung auf das Gehirn, z. B. Regeneration oder Aktivierung, bestätigt auch die Universität in Mainz. Die Untersuchungen zeigen die Aktivität des Gehirns vor und nach Alpha- und Beta-Stimulation durch Anwendung der Colorbox12. In der Studie wurde die Wirkung der Theta-, Alpha- und Beta-Stimulation mittels Colorbox12 auf die Gehirnaktivität untersucht. Die Ergebnisse zeigen unter anderem eine Zunahme der Alpha-Aktivität in allen Gehirnregionen bei Alpha-Stimulation sowie eine selektive

Aktivierung des Frontalcortex im Beta-Band bei Beta-Stimulation (Henz, 2019). Erfahrungsgemäß nach zweijähriger Nutzung von zahlreichen Kunden, ist das System nicht nur bei Regeneration und Stress hilfreich, sondern auch bei Burnout-ähnlichen Zuständen.

Auch Verfahren wie meditatives und physisches Qigong der TCM, Yoga und verschiedene Meditationsformen bringen das Gehirn wieder in ein natürliches Gleichgewicht, indem sie die Produktion der Theta- und Alpha-Frequenzen anregen. So können Stress und psychische Erkrankungen, wie etwa Depressionen, Burnout, bei denen unter anderem ein chronischer Mangel an Alpha-Aktivität im Gehirn vorliegt, auf sanfte Weise behandelt werden.

Ein sehr wichtiger Aspekt, der grundsätzlich zu berücksichtigen ist, besteht in der genaueren Untersuchung der Umgebung im Arbeits- und Wohnbereich hinsichtlich elektromagnetischer Störfelder. Diese können bei längerfristiger Einwirkung auf den Menschen die natürliche Gehirn- und Neurotransmitteraktivität aus dem Gleichgewicht bringen und somit zu einem Verstärker oder sogar zur Ursache für eine Vielzahl von Symptomen (Müdigkeit, Stimmungsschwankungen, Nervosität) und psychischen Erkrankungen (Schlafstörungen mit Veränderungen der Schlafarchitektur, Depressionen, Burnout, Konzentrations- und Gedächtnisstörungen) werden. Bevor eine Therapie in Betracht gezogen wird, sollte daher der Aspekt elektromagnetischer Störfelder berücksichtigt werden, um einen optimalen Therapieverlauf zu erzielen.

## Entgiften und entschlacken, idealerweise im Schlaf

»Schlank im Schlaf«, das hört man oft. Doch welche Auswirkungen hat der Schlaf tatsächlich auf unseren Stoffwechsel? Fakt ist, im Schlaf verbrennt der Mensch durchschnittlich 60 kcal pro Stunde. Da wir im Schlaf – je nach Jahreszeit – rund einen halben Liter Wasser verlieren – beim Schwitzen mehr als doppelt so viel –, ist der vorübergehende Gewichtsverlust nicht ungewöhnlich. Die Körpergröße beträgt am Morgen – bei richtiger Körperlagerung auf Matratze und Kopfkissen – zwischen ein bis zwei Zentimeter mehr als am Abend.

Unser Körper kann jedoch noch einiges mehr. Die Vorgänge, die sich im Schlaf abspielen, sind sensationell. Ein weiterer Prozess im Schlaf ist die Zellreparatur und -neubildung. Alles, was beschädigt wurde oder der Körper nicht mehr benötigt, wird aussortiert oder überarbeitet. Während wir tief schlummern, legt unser Körper eine Extra-Nachtschicht ein, damit wir am nächsten Morgen wieder gesund und fit in den Tag starten können. Da ist es doch nur gerecht, dass wir ihm die nötige Ruhepause gönnen, oder? Ausreichend Schlaf ist daher extrem wichtig. Zu wenig Schlaf sowie Unterbrechungen und schlechter Schlaf sind auf Dauer gesundheitsschädigend. Der Entgiftungsprozess im Schlaf ist lebensnotwendig.

Auch unser Gehirn braucht den Schlaf, um sich von molekularem Müll zu trennen. Da das Gehirn keine Lymphe besitzt, kann es nicht über diese entgiften. Unser Körper hat aber Köpfchen und ein Abfallsystem eingerichtet, das ähnlich wie die Lymphe funktioniert. Zu dieser Erkenntnis sind Neurowissenschaftler der University of Rochester (Science Translat Med online) gekommen, die dieses bisher unbekannte glymphatische System im Gehirn entdeckt haben.

Bei diesem Prozess wird Hirnflüssigkeit aktiv abgepumpt, u. a. auch ein Großteil des schädlichen Eiweißstoffs Beta-Amyloid und andere gesundheitsschädliche Stoffe, die bei neurologischen Erkrankungen eine Rolle spielen. Die sogenannten glymphatischen Gefäße liegen über den normalen Adern und brechen beim Tod des Menschen zusammen, daher wurden sie bisher auch von Anatomen nie entdeckt. Für diesen Reinigungsprozess in unserem Gehirn sind mindestens zwischen sieben und acht Stunden Schlaf am Stück notwendig.

Entgiften, ausleiten, entschlacken, fasten, Detox – es gibt kaum ein Thema, über das so viel geschrieben und diskutiert wird wie die Entgiftung des Körpers. Ist Entgiftung nun empfehlenswert oder führt diese Entgiftung der Körper selbst durch? Rund ums Schlafen und die Gesundheit des Körpers kommen wir natürlich in unserem Buch um dieses Thema nicht herum. Aber macht es Sinn und ist es überhaupt noch notwendig, den Körper aktiv zu entgiften, wenn dies doch schon in der Nacht erledigt wird?

Wir haben uns dazu einen jungen Experten ausgesucht, der die Anatomie des Körper und dessen Zellregulationsvorgänge nicht nur aus der Theorie bestens kennt, sondern sämtliche Regulationstherapien täglich bei unseren zahlreichen Klientinnen und Klienten in der gemeinsamen Praxis anwendet. Er kennt die ganzheitlichen Behandlungsweisen genau, weil er ein Mitglied der Familie ist und unsere Gesundheitsphilosophie schon sehr früh praxisnah kennengelernt hat. Er hat das große Glück, schon in jungen Jahren das Wissen von zahlreichen europäischen Ärzten und Forschern zu sammeln und in unserer Praxis täglich umsetzen zu können. Er ist der jüngste Neuromentalcoach Österreichs. Wir dürfen nun das Wort an den Therapeuten für Bioenergetik Peter Sallaberger übergeben.

## Entgiften für einen besseren Schlaf – Expertenbeitrag von Peter Sallaberger

Das Entgiften und Entschlacken des Körpers ist den meisten ein Begriff. Man liest heutzutage in jedem Gesundheitsmagazin und in jeder Beilage die Empfehlung, den Körper ein- bis zweimal jährlich zu reinigen, beispielsweise mit Tee, Saftkuren und Fußbädern. Die Ergebnisse in der Praxis zeigen jedoch leider, dass weder die Regelmäßigkeit von zwei Entgiftungen jährlich noch die empfohlenen Mittel eine Besserung des Milieus, geschweige denn einen Durchbruch in einer Therapie bringen.

Heutzutage befinden sich in unseren Körperzellen unzählige Umweltgifte, die wichtige Prozesse stören können. Dazu kommt häufig noch eine Ernährung reich an Zucker und Kohlenhydraten, die zwar kurzfristig zu mehr Energie führt, aber durch die Verbrennung vermehrt Abfallprodukte entstehen lässt, die nicht ausgeschieden werden. Was hat Entgiften nun mit dem Schlafen zu tun? Toxine wie Schwermetalle, Umweltgifte und Abfallstoffe lagern sich oft nach längerer Zeit intrazellulär im Körper ein und verdrängen so Vitamine und Mineralstoffe. Wie wichtig diese für den gesunden Schlaf sind, erfahren Sie später im Buch. Weiters können Toxine wichtige Enzymvorgänge blockieren, was dann erst recht zu einem erhöhten Bedarf an Vitaminen und Mineralstoffen führt. So ist Entgiftung ein wichtiger Faktor beim Schlafen, denn bei Krankheiten wie z. B. Entzündungen, mangelnder Durchblutung, Krämpfen und venösen Insuffizienzen, die Schlafstörungen verursachen, spielt mangelnde Entgiftung eine große Rolle. Welche Ursachen und Faktoren gibt es, die unseren Körper schleichend vergiften, und mit welchen Hilfsmitteln kann man die natürliche Entgiftung anregen?

### *Gifte und schleichende Entzündungen in der Zahnhöhle*

Die erste und eine der wichtigsten Entgiftungsstellen im Körper befindet sich in der Mundhöhle. Heute findet man es fast nicht mehr bei Zahnärzten, jedoch leider im Mund vieler Menschen: Wir sprechen über den heiß diskutierten Füllstoff Amalgam. Die Füllungen bestehen aus ca. 50 % Quecksilber, 20 bis 33 % Silber, 12 bis 30 % Zinn, 3 bis 13 % Kupfer und 1 % Zink. Der Vorteil dieser Füllung ist die enorme Haltbarkeit mit dem großen Nachteil, dass man sich täglich selbst schleichend mit Schwermetallen vergiftet. Zahnmetalle können aufgrund ihrer Polarität mit körpereigenem Eiweiß Verbindungen eingehen und dabei wichtige Schaltstellen in Neurotransmittern, Mitochondrien und Enzymen blockieren.

Statt einer Amalgamfüllung können Zement- oder Keramikfüllungen genutzt werden. Bei der Entfernung der Amalgamfüllungen ist es wichtig, auf einige Schutzmaßnahmen, wie z.B. Kofferdamm, Sauerstoffsonde, Absaugung und Luftionisierung, zu achten, da durch die hohe Drehzahl beim Ausbohren vermehrt Quecksilber in den Körper gelangen kann.

Schleichende Entzündungen (Silent Inflammation) sind entzündliche Prozesse, die keine Schmerzen verursachen, den Körper aber nach und nach schwächen, bis es irgendwann zu einem Schmerzpunkt kommt. Häufig betroffen sind unsere Zähne, die plötzlich heftig zu schmerzen beginnen und äußerst empfindlich auf heiße und kalte Temperaturen reagieren. Wird der Zahn nicht sofort gezogen und mit einem Implantat ersetzt, wird eine Wurzelbehandlung gemacht. Bei Wurzelbehandlungen sollte man sich am besten immer in die Hände eines Zahnarztes begeben, der sich auf diese spezialisiert hat. Der Arzt oder Therapeut des Vertrauens sollte dafür immer eine Adresse eines Spezialisten bereithaben. Wird nämlich ein Wurzelkanal nicht ordentlich gefüllt oder ein Seitenkanal übersehen, kann dies große Unannehmlichkeiten verursachen. Das größte Problem dabei ist, dass man den wurzeltoten Zahn danach nicht mehr spürt, das heißt, es treten keine Schmerzen mehr als Alarmsignal auf. Der Zahn kann sich leicht verfärben und schüttet giftige Abfallstoffe und echte Leichengifte, wie z.B. Mercaptan und Thioäther, aus. Dieses Problem bleibt bestehen, da der Zahn bis zum Entfernen nicht aufhört, diese Stoffe abzugeben. Auch bei der Entfernung eines wurzeltoten Zahns ist Vorsicht geboten, da es vermehrt zu Zahnbrüchen beim Herausnehmen kommt und das umliegende Gewebe mit Leichengiften überschüttet wird.

Wurzeltote Zähne können auch nach der zahnärztlichen Behandlung mit evidenzbasierter Meridiandiagnostik oder im Labor mit z. B. dem Testkit von OroTox auf Störfelder und Leichengifte getestet werden.

*Synthetische Verhütungsmittel bei Frauen*

Leider haben die meisten Verhütungsmethoden Nebenwirkungen, die den Hormonhaushalt und viele andere körperliche Vorgänge langfristig negativ verändern können. Die Verhütung mit synthetischen Hormonen beeinflusst die eigenen Hormone dauerhaft und es kann zu Nebenwirkungen, wie z. B. Wassereinlagerungen, Kopfschmerzen, vermehrtem Pilzbefall, Depressionen, Hormonmangel und einem erhöhten Brustkrebsrisiko, kommen. Um das Hormonsystem, das nicht nur beim Schlafen eine große Rolle spielt, zu schonen und zu unterstützen, ist es zu empfehlen, zu natürlichen Verhütungsmethoden zu greifen. Verhütungsmittel ohne synthetische Hormone, wie z. B. eine Goldspirale in Verbindung mit einer bioidentischen Hormontherapie, funktionieren sehr gut, sind für die meisten Frauen verträglich und der natürliche Hormonhaushalt wird nicht beeinflusst, sondern unterstützt.

*Sauerstoff zum Entgiften*

Sauerstoffmangel ist ein häufiger Grund für eine schlechte Entgiftung des Körpers.

Sauerstoff bewirkt eine Bindung der Toxine und Abfallprodukte, die danach durch das Lymphsystem abtransportiert werden können. Steht nicht genügend Sauerstoff zur Verfügung, führt das Blut immer mehr Gifte mit sich und die Lymphen werden immer mehr belastet.

Der Körper muss in Folge die überschüssigen Toxine einlagern. Hier kommt das Fettgewebe ins Spiel, das für die Toxine ein perfektes Depot darstellt. Kein Wunder also, dass es Klienten bei Abspeckkuren immer schlecht geht, denn durch die Verminderung des Fettgewebes werden die eingelagerten Toxine wieder freigesetzt und belasten den Körper.

Es sollte immer das komplexe System des Körpers unterstützt werden, in diesem Fall unser körpereigenes Entgiftungssystem der Lymphen, die durch einen hohen Sauerstoffwert besser funktionieren können.

*Wasser zum Entgiften*

Neben Sauerstoff hilft Wasser dem Lymphsystem beim Entgiften. Menschen trinken heute zu wenig gesundes Wasser. Die Techniker-Krankenkasse beispielsweise empfiehlt: Ein gesunder Erwachsener sollte durchschnittlich zwei bis drei Liter Flüssigkeit pro Tag aufnehmen. Das sind ungefähr 35 ml pro Kilogramm Körpergewicht. Säuglinge und Kinder haben einen höheren Bedarf. Das Wasser sollte mineralarm sein und je nach Region am besten auch gefiltert und danach mit Sauerstoff oder Wasserstoff angereichert werden. Wasser hat nicht die Aufgabe, den Mineralstoffhaushalt im Körper auszugleichen, sondern uns bei einer natürlichen Entgiftung zu helfen.

*Natürliche Entgiftung*

Ist der Körper gesund und funktionieren alle Regulationsprozesse einwandfrei, kann der Körper mithilfe der Nieren, des Darms, der Lymphe und der Leber auf natürliche Weise selbst entgiften. Wer den Körper bei einer Entgiftung unterstützen möchte, sollte sich zuerst um das körpereigene Vitalstoffdepot, sprich die 47 essentiellen Vitalstoffe, kümmern, die in einem späteren Kapitel noch genau erklärt werden. Eine Entgiftung kann nur erfolgreich sein, wenn diese Depots gefüllt sind, sonst kann es zu Nebenwirkungen bei der Entgiftung und zu Mangelerscheinungen im Körper kommen. Um die Gifte zu neutralisieren, greift der Körper irgendwann z. B. vermehrt auf seine Tryptophan- und Magnesiumdepots zurück, Stoffe, die man für einen erholsamen Schlaf dringend benötigt.

*Fazit:* Wie man sieht, sind Entgiftungskuren nur ein kleiner Teil einer richtigen Entgiftung und sollten nur unter Aufsicht eines Arztes, Heilpraktikers oder Therapeuten gemacht werden, damit die Entgiftungsorgane nicht strapaziert werden. Eine Entgiftung funktioniert am besten, wenn man sie täglich macht. Mit sauerstoffreicher Bewegung an der frischen Luft, mindestens zwei Litern frischem Wasser, einem hochwertigen Naturzeolith als Bindemittel für Giftstoffe und im Idealfall gemeinsam mit hochwertigen Vitalstoffen, um den Körper nicht zu überlasten.

## Wie viel Schlaf ist gesund?

Tiefschlaf- und Traumphase können insgesamt 90 bis 120 Minuten dauern und wiederholen sich in einer durchschnittlichen Nacht ca. fünf Mal. Mit 90 Minuten gerechnet, ergibt das siebeneinhalb Stunden. Das ist ein Schlafzeitraum, der in zahlreichen Studien als durchschnittliche Schlafdauer beim erwachsenen Menschen ermittelt wurde. Siebeneinhalb Stunden Schlafdauer scheinen auch mit der höchsten Lebenserwartung verbunden zu sein, was Untersuchungen von Menschen in Japan und in den USA zeigen, die täglich zwischen sieben und acht Stunden geschlafen hatten. Menschen mit einer regelmäßigen Schlafdauer von unter fünf Stunden hatten eine verkürzte Lebenserwartung, jedoch auch bei mehr als neun Stunden Schlaf sank diese weiter ab.

Diese Zahlen sind nur Richtwerte für ausreichend Schlaf und keine zwingende Garantie für erholsamen Schlaf. Auch hier ist Individualität das Stichwort. Grundsätzlich gibt es im Laufe des Lebens Schwankungen, was die Schlafdauer betrifft, jedoch benötigen Babys aufgrund der Wachstumsprozesse mehr Schlaf als ein Mensch im fortgeschrittenen Alter. Der Vormitternachtsschlaf scheint, wie schon erwähnt, dabei aufgrund der erhöhten Entgiftungstätigkeit des Körpers eine entscheidende Rolle im Stoffwechsel-Ablauf zu spielen.

Bei grippalen Infekten, geschwächtem Immunsystem und schweren Erkrankungen ist eine hohe Schlafqualität ganz besonders wichtig! Der Schlaf ist für die lebensnotwendigen Regenerationsprozesse von größter Bedeutung.

Aber nicht nur bei Erkrankungen ist es wichtig, eine möglichst hohe Schlafqualität zu erreichen. Eine Untersuchung an der Harvard Medical School (2011 im Jama, dem Journal der amerikanischen Medical Association, veröffentlicht) hat gezeigt, dass Menschen mit der Diagnose »Schlafstörungen« eine deutliche Verstärkung verschiedenster Beschwerden hatten (Quelle: Vom richtigen Umgang mit der Zeit, Prof. Dr. Maximilian Moser; Allegria, 2. Aufl. 2017):

- Verdopplung von Depressionen
- 3x höheres Risiko für Burnout

- 4x so viele Menschen, die am Nachhause-Weg am Steuer einschlafen
- 3x mehr Angsterkrankungen
- Anderthalbmal mehr Magen-Darm-Erkrankungen
- ein doppelt so schlechter Gesamtzustand der Gesundheit

Von schlechter Stimmung, Konflikten und vermehrten Fehlern in der Arbeit und im Straßenverkehr einmal ganz abgesehen. Bisher gibt es auch keine repräsentative Studie, die gute Gesundheitsauswirkungen durch die Einnahme von pharmakologischen Substanzen für qualitativ guten Schlaf bestätigt. Gut, dass es auch auf natürlichem Weg funktioniert. Wie? Das lesen Sie im nächsten Kapitel!

Welche Faktoren hindern uns noch am perfekten Schlaf? Abends schwere Mahlzeiten essen, Zucker und Kohlenhydrate, koffeinhaltige Getränke, Medikamente, Stress, Kummer, Trauer, Grübeln, Bewegungsmangel, Informationsflut von Fernsehen und Internet, Gesundheitsprobleme und Schmerzen, Blaulicht aus digitalen Medien, Elektrosmog, unpassende Bettmaterialien und natürlich: die falsche Schlafunterlage und ein suboptimaler Schlafplatz!

Wie gut, dass wir uns diese Dinge in den folgenden Kapiteln genau anschauen. Begleiten Sie uns auf dem Weg zum guten Schlaf! Das wollen Sie doch auch, oder?

## (Gebiss-)Anspannungen auflösen

Interessanterweise projizieren wir unbewusst viele Alltagsthemen und Anspannungen auf unsere Mundregion. Besonders unsere Stimmung und unser Gesundheitszustand werden über den Mund ausgedrückt. Der Mund wird ungewollt (teilweise auch bewusst gewollt ...!) in eine Vorspannung gebracht. Somit bekommt der Körper das Signal, dass er einige Muskeln in Aktion bringen sollte, um notfalls den gesamten Körper in die Aktivität führen zu können. Deshalb gibt es viele Menschen, die Muskelverspannungen im Gesicht und Kieferbereich haben, wobei sich die Muskeln und Bänder nach einer gewissen Zeit natürlich verkürzen können. Diese Anspannungen können sich auch nachts schlecht lösen, meistens weil ein Kissen, das Schultern, Hals und Nacken perfekt entlastet, fehlt. Somit verkrampft sich die Muskulatur im Gesicht, Kiefer, Hals, Nacken, in der Schulter und im gesamten Oberkörperbereich immer weiter. Muskelschmerzen, Migräne und Kopfschmerzen sind oft die Folge. Eine ständig unterbrochene Schlafarchitektur durch verkrampftes Zähneknirschen oder Zusammenbeißen hat eine unzureichende Nachterholung zur Folge.

Unsere eigenen Erfahrungen sowie die Erfahrungsberichte und die Zusammenarbeit mit Prof. Dr. med. dent. Tilman Fritsch haben uns gezeigt, dass sich ein entspannter Mund- und Kieferbereich positiv auf einen entspannten Schlaf und einen balancierten Körper auswirken können. Prof. Dr. Fritsch hat bei seiner Arbeit mit vielen Leistungssportlern gezeigt, dass ein entspannter Kiefer eine Voraussetzung für eine gute Koordination ist, denn Kiefer und Mundhöhle spielen auch eine bedeutende Rolle als Gleichgewichtsorgan des Körpers. Die Bogengänge im Innenohr, also das eigentliche Gleichgewichtsorgan, bilden zusammen mit den Augen sowie mit Mund und Halswirbelsäule eine Einheit. Daher kommt es vor, dass unser Gehirn Übelkeit meldet, wenn die Daten dieser drei Gleichgewichtsregionen nicht übereinstimmen. Beispiele sind das Halswirbeltrauma nach einem Unfall oder einsetzende Übelkeit beim Autofahren oder im Karussell, wenn wir nicht sehen, wohin wir fahren.

Verschiedenste perfekt angepasste Schlafschienen (oder auch Schnarchschienen), kombiniert mit einem auf dem Schlaf-Liege-Simulatur angepassten Nacken- und Kopfformkissen, ermöglichen nicht nur Leistungssportlern, sondern auch »Leistungsträgern im Alltag« eine sehr gute Körperkoordination, entspannte Muskeln und einen tiefen und erholsamen Regenerationsschlaf.

*Entspannungsübungen für zwischendurch:*

- Machen Sie sich tagsüber bewusst, wie Ihre Mundregion aussieht – betrachten Sie sich spontan im Spiegel, ohne die Mimik zu verändern. Wie sehen Sie aus? Verbissen, angespannt, Falten rund um den Mund, hängende Mundwinkel, schiefer Mund, gekräuselte Lippen ...?
- Versuchen Sie, sooft es geht, Ihren Mund völlig zu entspannen. Die Mundwinkel nach oben zu heben – dem Gehirn wird sofort vorgegaukelt, Sie würden lachen, und die Bildung des Glückshormons Serotonin kommt in Gang.
- Wackeln Sie öfters mit dem Unterkiefer und gähnen Sie nach Lust und Laune.
- Singen Sie öfter – und nicht nur unter der Dusche! Mit bestimmten Wortlauten wie »MOOO, IAAA, EUUU, bringen Sie Harmonie und Entspannung in Ihren Körper und führen ihn in eine positive Zellkommunikation.
- Entspannen Sie Ihre Augen. Palmieren Sie! Das Palmieren gehört zu den Übungen nach der »Bates-Methode«. Reiben Sie die Handinnenflächen aneinander, bis sie warm sind, und legen Sie diese anschließend ohne Druck auf die geschlossenen Augen. Achten Sie darauf, dass kein Licht durchdringt. Sie können das Entspannungsgefühl intensivieren, indem Sie sich bei dieser Übung die Farbe Schwarz vorstellen. Diese Übung dauert ca. 20 bis 30 Sekunden pro Einheit und kann mehrmals am Tag wiederholt werden. (magazin.envivas.de)

## Was haben Mundhöhle und Zahnheilkunde mit dem Schlaf zu tun? – Interview mit Prof. Dr. med. dent. Tilman Fritsch

Zum Glück konnten wir vor einigen Jahren anlässlich des Naturheilmedizinischen Jahreskongresses von Symbio Harmonizer Prof. Dr. med. dent. Tilman Fritsch kennenlernen. Er ist Zahnarzt mit Schwerpunkt auf metallfreie und toxinarme Behandlungen mit Spezialisierung auf Endodontologie, Implantologie, CMD uvm. in verschiedenen Praxen europaweit.

Dr. Fritsch ist ehemaliger Team-Zahnarzt der Fußballmannschaften Red Bull Salzburg und Red Bull Leipzig und Entwickler diverser Entgiftungsmedien und Zahnpflege-Produkte für die gesunde Mundhöhle. Sein Wissen vereint er in der NAM-ZahnHeilkunde, die er über Filialen international ausbaut und als Hochschulzertifikat am Gesundheitscampus Luzern lehrt.

Kurz nach dem Vortrag haben wir uns einen Termin in der Praxis in Bayerisch Gmain ausgemacht. Jeder Patient wird zahnärztlich untersucht. Dort liegt der Schwerpunkt der NAM-ZahnHeilkunde in erster Linie auf Entzündungsfreiheit, Metallfreiheit und funktioneller Optimierung. Dabei wurde bei einer von uns beiden ein Entzündungsherd diagnostiziert, der am Panoramaröntgen nicht feststellbar war – jedoch von Dr. Fritsch sofort bemerkt wurde. Der Zahn wurde durch eine von Dr. Fritsch patentierte Methode völlig schmerzfrei versorgt und die Entzündung, die sich auf das Organ Magen auswirkte – aber dort noch nicht spürbar war –, schnell ausgeheilt.

In der weiteren Behandlung wurde uns eine NAM-Zahnschiene am Unterkiefer angepasst, um über diese die Körperstatik richtig auszurichten. Wir trugen die NAM-Schiene ab sofort jede Nacht während des Schlafens.

Schon nach wenigen Wochen konnte eine deutliche Optimierung der Körperausrichtung über den – in Bayerisch Gmain regelmäßig gemessenen – Fußabdruck und eine spezielle Augen-Koordinations-Analyse gemessen werden. Die Qualität des Schlafes war mit dem Tragen der NAM-Schiene besser als je zuvor. Auch viele andere Unpässlichkeiten wurden nur durch das Tragen der zwei kleinen Schienen-Teile während der Nacht verbessert.

Da der Schlaf untrennbar mit den Zähnen und der Mundhöhle zu tun hat, was jedoch viele Menschen nicht wissen, haben wir Dr. Tilman Fritsch zum Interview gebeten. Mit größter Freundlichkeit hat er uns Einblick in sein großes Wissen gewährt:

*Interview: Was haben Mundhöhle und Zahnheilkunde mit dem Schlaf zu tun?*

*Vielen Dank Herr Dr. Fritsch, dass Sie uns über einige wichtige Erkenntnisse aus Ihren Forschungen zum Thema Schlaf und Zähne erzählen.*

*Vorerst natürlich die wesentliche Frage: Welche Auswirkungen haben Zähne, Kiefer und Mundhöhle auf unsere Schlafqualität?*

*Dr. Fritsch:* Wir wissen mittlerweile recht genau, wie die Mundhöhle als »inneres Organ des Gehirns« unseren Körper organisiert. Es kommt beispielsweise zu Rückkoppelungen zwischen Gehirn und Zähnen, wodurch sich nächtliches Zähneknirschen unter anderem erklären lässt. Wenn Toxine, Entzündungen oder Fehlfunktionen in der Mundhöhle den Körper beschäftigen, kann dieser Ort zum Schlafräuber werden.

*Was sind Ihrer Meinung nach die größten Faktoren für Schlafstörungen?*

*Dr. Fritsch:* Die Eindrücke und Einflüsse auf unseren Körper haben über die Jahre zugenommen. Diese Ruhelosigkeit überträgt sich auf jeden Einzelnen. Zur Ruhe zu kommen ist nicht mehr »in Mode«. Denken wir an unsere Schlaflieder, die wir als Kind hören durften und in Folge wieder unsere Kinder. Hier ist ein Übergang aus der Ruhe in den Schlaf möglich, um gut und erholt zu schlafen. In der heutigen Zeit verwechseln wir bisweilen den Schlaf, der ein Übergang aus der Ruhe ist, mit dem Erschöpfungsschlaf. Leider ist der Erschöpfungsschlaf verbreiteter als ersterer. Erschöpfung, weil man einfach nicht mehr arbeiten kann und deswegen schlafen muss. Erschöpfung aber auch aus der Ruhelosigkeit, die einem den Schlaf raubt. Auch hier ist die Mundhöhle ein völlig unterschätzter Schlafräuber, der uns beispielsweise durch Toxine, Entzündungen oder Fehlfunktionen nicht zur Ruhe kommen lässt.

*Bitte erklären Sie unseren Leserinnen und Lesern, was die NAM-Zahnheilkunde so besonders macht.*

*Dr. Fritsch:* Wir haben in der Vergangenheit über die ganzheitliche Zahnmedizin gelernt zu lernen, wie vieles zusammenhängt, was nicht immer offensichtlich zusammenhängen muss: Körper und Geist oder auch Mund und Körper und vieles mehr. Um die Zusammenhänge besser zu verstehen, haben wir die Neurobiologie in die Zahnmedizin gebracht. Für mich ist es leichter, Zusammenhänge zu verstehen, als zu lernen.

*Welche Erkenntnisse konnten Sie über die Jahre mit dieser Methode gewinnen?*

*Dr. Fritsch:* Zum einen bin ich immer wieder fasziniert, wie genial durchdacht unser System Mensch funktioniert. Zum anderen entsteht eine Achtsamkeit vor diesem Gesamtkunstwerk Mensch. Somit ändert sich aus der Erkenntnis auch das Berufsbild. Unsere Aufgabe in der NAM-ZahnHeilkunde ist es, biologische Strukturen zu erhalten, wenn es irgendwie möglich ist. Wir wollen so natürlich wie möglich das richten, was zu richten ist, und den Patienten dabei begleiten, eigenverantwortlich zu optimieren, was zu optimieren geht. Wir Behandler treten dadurch in den Hintergrund und werden nur zum Dienstleister einer natürlichen Sache.

*Viele Menschen knirschen in der Nacht mit den Zähnen – meistens unbewusst– was die Schlafarchitektur jedoch sehr beeinträchtigt. Kann die NAM-Schiene auch hier Abhilfe leisten, um den Schlaf zu optimieren?*
*Dr. Fritsch:* Gerade dafür haben wir die NAM-Schiene entwickelt. Die Patienten haben dadurch eine Möglichkeit, in eine andere Bisssituation zu kommen, die den erholsamen Schlaf nachweislich begünstigt. Sie schlafen einfach besser.

*Sie betrachten die Mundhöhle als Ort der Heilung mit großem Potenzial. Befinden sich in der Mundhöhle viele Ursachen bekannter Krankheitsbilder?*
*Dr. Fritsch:* Wir wissen, dass viele Erkrankungen ihre Ursache, oder zumindest einen Zusammenhang, mit der Mundhöhle haben. Besonders im Verdacht sind chronische Erkrankungen, die sich im Zuge der Zivilisation in die Bevölkerung geschlichen haben. Sie sind besonders hartnäckig und ein Bezug zur Mundhöhle ist oft schwer zu erkennen. Die schlechte Nachricht dabei ist: Wenn etwas in der Mundhöhle nicht so gut läuft, dann kann das richtig Ärger machen. Die gute Nachricht ist: Wenn man das optimiert, geht es in das Gegenteil über: Es kann die Basis sein, um richtig gesund zu bleiben.

*Welche Zusammenhänge gibt es zwischen dem Aufbiss und der Gehirnaktivität des Menschen in der Nacht?*

*Dr. Fritsch:* Was wir in den letzten Jahren aus der Neurobiologie erfahren haben, ist, dass wir unsere Zähne brauchen, um unserem Gehirn ständig einen kleinen Nasenstüber zu geben. Zähne sind wie Akkupunkturnadeln, die immer und immer wieder aktiviert werden wollen. Deswegen tut man auch gut daran, wenn man so viele Zähne wie möglich hat. Jeder Zahn gewinnt, viel hilft in diesem Fall viel, jede Lücke stört. Somit konnte in Studien gezeigt werden, dass viele gute Zähne im Alter vor neurodegenerativen Erkrankungen wie Alzheimer oder Demenz schützen können. Bei Tag hilft viel auch viel, bei Nacht muss aber auch mal Ruhe sein! Da kann Kauaktivität wiederum das Gehirn beim Schlafen stören. Dafür haben wir dann gegebenenfalls die Schienen, um dem Gehirn beim Schlafen zu helfen.

*Besonders bei Sportlern wird die Regeneration großgeschrieben. Sie behandeln viele prominente Athleten unterschiedlichster Sportarten, sind Präsident der ÖGSZM (Österreichische Gesellschaft für Sport-Zahnmedizin und -Medizin) und waren früher Team-Zahnarzt von Red Bull Salzburg/Leipzig. Welche Leistungssteigerungen konnten mit der NAM ZahnHeilkunde bei Sportlern festgestellt werden?*

*Dr. Fritsch:* Wie wir in Studien zeigen konnten, trägt die NAM-ZahnHeilkunde, z.B. über die NAM-Schiene, bei Leistungssportlern zur natürlichen Leistungsoptimierung bei. Dieses Phänomen lässt sich neurobiologisch durch die sogenannte »Ökonomisierung« erklären. Die Schiene vermindert Störinformationen aus der Mundhöhle und übermittelt nur Stabilisationsreize. Die genügen dem Gehirn, sich auf das Wesentliche eines Leistungssportlers zu konzentrieren, nämlich zu gewinnen.

*Sowohl Männer als auch Frauen sind vom Schnarchen betroffen. Warum ist Schnarchen nicht nur für betroffene*

*Partner eine Lärmbelästigung, sondern auch für die schnarchende Person selbst gefährlich?*
*Dr. Fritsch:* Früher dachte man, dass vorwiegend Männer schnarchen, um die bösen Tiere während der Nacht fernzuhalten. Dem ist nicht so, auch Frauen schnarchen. Schnarchen vermindert die natürliche Luftzufuhr und reduziert dadurch die Sauerstoffversorgung für unser Gehirn. Bei Leistungssportlern konnten wir nachweisen, wie entscheidend es ist, ausreichend Sauerstoff im Gehirn zu haben. Schnarchen erzeugt Stress. Es ist so, wie wenn jemand beim Schlafen immer ein wenig den Hals abschnürt. Dieser Stress ist dem Schlafen abträglich. Schnarcher erholen sich im Schlaf nicht so gut. Schnarchen geht besonders auf das vegetative Nervensystem und kann dazu beitragen, dass die Betroffenen vermehrt unter Herzkreislauferkrankungen, wie z. B. Bluthochdruck, zu leiden haben.

*Welche Gründe sind für das Schnarchen verantwortlich und wie kann man Personen aus Sicht der Mund- und Kieferheilkunde unterstützen, die nachts schnarchen?*
*Dr. Fritsch:* Schnarchen kann viele Ursachen haben, wie Übergewicht, Fehlernährung, Stress und vieles andere, was unsere Zivilisation uns als Aufgabe gegeben hat. Toxine, Entzündungen oder Fehlfunktionen im Mund können ebenfalls Faktoren für nächtlichen, umtriebigen Radau sein. Über die NAM-ZahnHeilkunde haben wir Möglichkeiten, Ruhe in die Schlafzimmer zu bekommen.

*Viele Menschen sind der Ansicht, dass Schnarchen und Apnoe das Gleiche sind. Können Sie bitte unseren Leserinnen und Lesern den genauen Unterschied zwischen Schnarchen und Apnoe erklären?*
*Dr. Fritsch:* Apnoe kommt aus dem Griechischen und heißt übersetzt »ohne Atem, atemlos«. »Atemlos durch die Nacht« ist aber nicht sehr gesund. Diese »schlafbezogenen At-

mungsstörungen« (SBAS) kann man vereinfacht als schwere Form des Schnarchens sehen, wo es zum kompletten Aussetzen der Atmung kommt. Das ist wirklich ungesund für den Betroffenen. Schlafmediziner versuchen in schweren Fällen, durch Beatmungsgeräte die Sauerstoffzufuhr für das Gehirn zu verbessern. Solche Geräte tragen aber nicht wirklich zur häuslichen Erotik bei und machen das Einschlafen zum Science-Fiction Erlebnis – sind aber immer noch besser als die gesundheitlichen Folgen der Schlaf-Apnoe.

*Gibt es bei Apnoe Lösungen aus Sicht der NAM-ZahnHeilkunde?*
*Dr. Fritsch:* Bei der Schlafapnoe sind es wieder unsere drei Schlafräuber, die zum Krankheitsbild beitragen können: Toxine, Entzündungen und Funktionsstörungen im Mund, die es über die NAM-ZahnHeilkunde zu beseitigen gilt. Bisweilen haben wir über die Funktionstherapie, aber auch mittels spezieller Schienen – sogenannte Schnarcher-Schienen – die Möglichkeit, das Schnarchen zu behandeln und bei einer Schlafapnoe die Patienten vor einer Beatmungsmaschine zu bewahren. Ob jetzt eine Schnarcher-Schiene erotisch ist oder nicht, sei dahingestellt. Sie schafft auf jeden Fall Ruhe im Schlafzimmer.

*Welche Tipps können Sie unseren Leserinnen und Lesern geben, wie sie ihre Mundhöhle gesund erhalten können, um dadurch nicht nur eine bessere Zahngesundheit, sondern auch eine bessere Schlafqualität zu entwickeln und gesünder und leistungsfähiger zu sein?*
*Dr. Frisch:* Für unsere Mundhöhle wurde bei der Geburt leider keine Gebrauchsanweisung mitgeliefert. Das ist zwar schade, macht aber nichts. Wir können aus der Form und Funktion der Zähne sowie dem Speichel vieles herauslesen, was der Körper sich bei alledem wohl so gedacht hat. Was den Zähnen schadet, das wird auch dem Körper schaden.

Wenn man sich daran orientiert, dann lässt sich die Mundhöhle sogar als servicearmes Entgiftungsorgan nutzen. Das beginnt bei der Mundpflege. Viele Mundpflegeprodukte, wie Zahnpasten oder Mundspüllösungen, enthalten ungesunde Zusatzstoffe, die zwar die Zahnreinigung nicht stören, den Körper aber zusätzlich belasten können. Somit ist der Körper in Folge damit beschäftigt, sich mit den Stoffen aus den Zahnpflegemitteln herumzuärgern und kann gleichzeitig nicht die Zahnreinigung als Möglichkeit nutzen, den Müll zu entsorgen, den es aktuell zu entsorgen gilt. Die Mundhöhle ist nämlich auch ein Entgiftungsorgan. Ein entrümpelter Mund schläft besser.

*Entzündungen im Mund wirken sich auf sämtliche Organe und den Muskel-, Sehnen-/Bandapparat aus. Woher kommen diese Entzündungen im Mundraum, die oft von den Patienten gar nicht zu spüren sind?*
*Dr. Fritsch:* Die wenigsten Entzündungen im Mund nehmen wir Menschen bewusst wahr. Das sind chronische Entzündungen, die »leise« schlummern, weswegen man sie auch »silent inflammation« nennt. Die Natur hat das so eingerichtet, um uns bei der Nahrungsaufnahme nicht zu sehr abzulenken. Essen ist in dem Falle für den Körper wichtiger, als wegen Schmerzen zu fasten. Erst wenn es richtig brennt – bei akuten Entzündungen zum Beispiel –, geleiten der Schmerz und die dicke Backe uns zum Zahnarzt. Häufig ist das ein bisschen spät. Diese leisen, chronischen Entzündungen werden meist durch Toxine wie auch Metalle, Fehlernährung und Fehlfunktionen hervorgerufen. Sie erzeugen oralen Stress. Dieser Stress wird über verschiedenste Wege auf benachbarte Strukturen übertragen und dort vergleichbar einem Eisenbahnnetz über Faszien, Sehnen, Muskeln, Nerven, aber auch über das Blut und die Lymphe an einen anderen Ort projiziert. Ein entzündeter Zahn kann dadurch unbemerkt beispielsweise auf den Ellbogen projizieren, wel-

cher ursprünglich kein Problem hatte, aber im Laufe der Zeit deswegen mitspielt. Es ist für den Behandler des Ellbogens nicht einfach, die Spielregeln zu durchschauen, dass der Zahn der eigentliche Verursacher ist. Es bleibt zu hoffen, dass der Behandler den schmerzenden Ellbogen so lange in Frieden lässt, bis der Zahnarzt den betroffenen Zahn gefunden hat und das Problem behebt.

*Unterschiedlichste Metalle im Mund, wie z.B. Amalgam, werden auch heute noch völlig unterschätzt. Laut vielen Forschungen beeinflussen sie unseren gesamten Stoffwechsel und können sich leistungsmindernd auswirken und ein großes Risiko für viele Erkrankungen sein. Können Sie uns dazu Ihre Fachmeinung geben?*
*Dr. Fritsch:* Mein Großvater hatte damals schon gesagt: Metalle haben im Mund nichts zu suchen. Er hat 1945 seine Doktorarbeit in München über das Problem der Galvanik im Mund geschrieben. Nicht nur die Spannungsverhältnisse von unterschiedlichen Metallen im Mund, sondern auch die frei werdenden Ionen haben einen Einfluss auf die Mikrobiome der Mundhöhle und des Darmes und dadurch gleichzeitig auch auf unseren Stoffwechsel. Wir wissen, dass diese Metallionen zum Beispiel wichtige Enzyme oder Rezeptoren an- und abschalten können, die wir für einen gesunden Stoffwechsel brauchen. So können ausgeschaltete Enzyme bei einer ausgewogenen Ernährung dazu führen, dass wir trotz Achtsamkeit in einen Nährstoffmangel kommen, der sich durch Nahrungsergänzung nicht ausgleichen lässt. In Zeiten wie diesen, in denen die Virologie und Immunologie an Bedeutung gewinnen, wird diese Tatsache neu zu überdenken sein und der vorsichtige Umgang mit Toxinen, wie Metallen im Mund, für viele verständlicher werden.

*Aufgrund unterschiedlicher Meinungen befürchten viele Menschen, dass die Schadstoffe im Körper nach der Entfer-*

*nung von Amalgam höher sind als während des Verbleibens im Mund. Können Sie uns über Ihre Forschungen berichten, wie und wo sich Metalle im Körper ablagern und warum es wichtig ist, Amalgam aus dem Körper zu entfernen?*

*Dr. Fritsch:* Amalgam besteht zu 50 % aus Quecksilber. Quecksilber gehört neben Blei zu den problematischsten Umweltgiften und sollte nicht in den Mund gelangen. Bestehende Amalgamfüllungen setzen Quecksilber frei, wenn man saure oder süße Sachen isst, sich die Zähne mit fluoridhaltigen Zahnpasten putzt, Zähne knirscht oder ein anderes Metall, wie eine Goldkrone, im Mund hat. Somit kann man bestehende Amalgamfüllungen im Mund belassen, wenn man nicht mehr isst, keine Zähne mehr putzt oder keinen Stress mehr hat. Ansonsten wäre es sinnvoll, das Amalgam durch eine toxinfreie Versorgung zu ersetzen. Ist das Quecksilber aus den Amalgamfüllungen oder durch Umwelteinflüsse erst einmal im Körper angekommen, verhält es sich wie ein Unterseeboot. Es taucht hier und da wieder auf. Quecksilber kann sich nämlich vielerorts im Körper verklappen lassen. Es ist im Nervengewebe, im Fettgewebe, im Zwischengewebe – und bisweilen wandert es. Daher ist es auch schwer, die eigentliche Quecksilberbelastung des Körpers über Ausscheidungen zu messen. Man misst dann nur, was derzeit nicht im Körper gebunkert ist. Das freie Quecksilber ist derzeit auf dem Entgiftungsweg in Richtung Sperrmüllabgabestelle. Das Quecksilber, das nicht messbar im Gewebe Unfug treibt, bleibt verborgen und taucht nur ab und zu auf, wenn sich etwas ändert: wenn man z.B. Stress hat, wenn man abnimmt oder wenn man entgiftet. Amalgam aus dem Kopf zu entfernen ist für den Körper wohl der beste Entgifter, den er bekommen kann. Das motiviert meist den Körper, in Folge mit dem verklappten »Quecksilber-Unterseeboot« aufzuräumen. Das erklärt auch, weswegen meist nach Amalgamentfernungen über lange Zeit die messbaren Quecksilberwerte steigen: Der Körper hat gerade Spaß am Entrümpeln. Es wäre schade, ihm den Spaß zu nehmen.

*Vielen Dank, Herr Dr. Fritsch, für das Interview und Ihre Expertise aus Forschung und Anwendung der NAM-Zahnheilkunde.*

## Gesunder Darm – guter Schlaf

Seit vielen Jahrzehnten wird im Bereich des Darm-Mikrobioms geforscht. Die Vielfalt der Bakterien in und auf unserem Körper – u.a. auf unserer Haut, in der Mundhöhle, im Darm – nennt man Mikrobiom. Die Wissenschaft hat festgestellt, dass wir weitaus mehr Darmbakterien als körpereigene Zellen haben und dass diese Darmbakterien für unsere Gesundheit von größter Bedeutung sind. Doch es kommt auf die Qualität unseres Mikrobioms und der betreffenden Bakterienstämme in unserem Körper an. Bei einer natürlichen Geburt erhält das Neugeborene bereits Bakterienkulturen auf dem Geburtsweg von der Mutter mit, die für die Entwicklung des Immunsystems wesentlich sind. Kaiserschnitt-Geborene haben diesen natürlichen Vorteil nicht, deshalb wird heute versucht, den Bakterienmantel der Mutter über andere Wege dem Baby zuzuführen, damit im Kindes- oder Jugendalter nicht Nachteile durch das Fehlen dieser Bakterienkulturen, wie z.B. Allergien, Infektanfälligkeit usw., entstehen. Auch eine erhöhte Entzündungsneigung, die der Hintergrund vieler Zivilisationsleiden ist, ebenso wie die Neigung zu Übergewicht, Depressionen, Psychosen, Autismus uvm. werden mit einem Mangel an Bakterien und folglich mit einem gestörten oder instabilen Mikrobiom in Verbindung gebracht. Wobei Menschen, die sich sehr naturnah ernähren, ein wesentlich stabileres, ausgewogeneres Mikrobiom haben als Menschen, die industriell verarbeitete Nahrung zu sich nehmen. Was hat aber nun das Mikrobiom im Darm mit unserem Schlaf zu tun? Das Mikrobiom unterliegt auch unserem Körperrhythmus und schwingt nicht nur mit dem Ernährungs- und Verdauungsrhythmus, sondern auch mit dem Tag-Nacht-Rhythmus mit. So wurde erforscht, dass Darmbakterien auch einen Jetlag haben können, weil ihnen Zeitverschiebungen Stress machen. Auch wenn Mahlzeiten verschoben werden, bringt sie das aus ihrem gewohnten Rhythmus. Neben Energie, Fettsäuren und Gasen bilden sie auch hormonähnliche Substanzen, die ins Blut übergehen und unangenehme Auswirkungen, wie Kopfschmerzen, Müdigkeit, Verdauungsstörungen …, im Körper haben können. Die Begleiterscheinungen eines Jetlags haben u. a. also auch mit einem chemischen Protest unserer Darmbakterien zu tun.

In einer Studie am Human Research Institut in Weiz (Prof. Dr. Maximilian Moser) konnte ein direkter Zusammenhang zwischen der Vielfalt des Mikrobioms und der Intensität verschiedener Körperrhythmen gefunden werden. Das Mikrobiom war umso vielfältiger, je stärker die natürliche Rhythmik des Herzschlags war. Das Herz wird über Sympathikus und Parasympathikus oder Vagus gesteuert – wobei der Sympathikus für Leistung und Beanspruchung und der Parasympathikus/Vagus für Erholung, Regeneration und Selbstheilungsprozesse verantwortlich ist. Wenn der Vagustonus besonders stark ist, ist die Schlafqualität ebenfalls sehr gut. Deshalb kann ein gesundes Darmmikrobiom auch die Schlafqualität positiv beeinflussen und umgekehrt!

## Was stört unsere nächtliche Erholung?

Medizinisch betrachtet liegt eine Schlafstörung dann vor, wenn die Schlafqualität nicht gegeben ist. Dadurch fehlt dem Körper ein elementares Mosaiksteinchen im Gesamtbild. Dieses Steinchen mit maßgeblicher Auswirkung heißt Regeneration. Anhand einiger Kriterien kann jeder selbst messen, ob die Schlafqualität im oberen Bereich liegt oder noch ausbaufähig ist. Man spricht von einem gestörten Schlaf, wenn das Einschlafen fast jede Nacht länger als 30 Minuten dauert, wenn man regelmäßig mehrmals pro Nacht aufwacht oder wenn die Dauer des nächtlichen Wachseins mehr als 10 Minuten beträgt.

Wir können es nicht oft genug betonen: Der Schlaf ist, wie schon in den vorherigen Kapiteln erläutert, für den Menschen *die Basis für Gesundheit, Wohlbefinden und Leistungsfähigkeit*! Deshalb kann schlechter Schlaf schwerwiegende Konsequenzen haben. Durch Schlafstörungen können die lebensnotwendigen Schlafzyklen unterbrochen und verändert werden. Die Folge ist meist, dass sowohl REM- als auch Tiefschlaf reduziert werden. Nach einer langen Partynacht, einer unruhigen Nacht vor dem PC oder einer Nacht, die geprägt ist von häufigem Aufwachen, hat man das Gefühl, fast gar nicht geschlafen zu haben. Kommt Ihnen das bekannt vor? In solchen Situationen kann es sein, dass der Tiefschlaf komplett entfallen ist. Die Konsequenzen? Zellregeneration und Entgiftung des gesamten Organismus bleiben auf der Strecke bzw. können nicht vollständig ausgeführt werden, der Stoffwechsel sowie das Immunsystem werden geschwächt und Psyche und Nervensystem sind angeschlagen.

In den REM-Schlafphasen wachen wir leichter auf, dadurch kann das Durchschlafen beeinträchtigt werden. Die nächtliche Schlafunterbrechung durch den Gang auf die Toilette findet meistens in der REM-Schlafphase statt. Wachen wir in dieser Zeit auf, erinnern wir uns meistens an Träume. Auch wenn sich zwischen ein und drei Uhr morgens die Leber meldet, weil sie als größtes Stoffwechselorgan auf Hochtouren arbeitet und oftmals überlastet ist, werden wir in dieser Zeit geweckt. Wenn wir wieder einschlafen, kann es sein, dass sich unser Gehirn noch im Zeitzyklus der REM-Phase befindet. Dann fällt das Einschlafen nicht so leicht. Wichtig ist, dass wir nicht grübeln, sondern versuchen, über rhythmisches Atmen oder bestimmte Rituale wieder in den Schlaf zu finden. Die Müdigkeit kommt sicher wieder – je gelassener man damit umgehen kann, umso schneller!

*Schon gewusst?*

Wissenschaftler der Universität Oxford halten Schäfchenzählen für keine gute Einschlafhilfe. Im Gegenteil. Die monotone Zählerei wird für das Gehirn langweilig, wodurch sich unweigerlich ablenkende Gedanken einschleichen, die schnelles Einschlafen verhindern. Atmen Sie sich einfach in den Schlaf. Sauerstoff ist der Stoff zum Schlafen! Konzentrieren Sie sich auf Ihren Atem und überlassen Sie sich dem Rhythmus des Atmens. Sie können beim Ausatmen sanfte Töne wie »Om« oder »Am« produzieren. Wenn Sie bemerken, dass keine Töne mehr entstehen, können Sie beruhigt sein, dass Sie bald einschlafen.

Machen Sie abends noch ein paar Schritte im Freien, bevor Sie ins Bett gehen. Das gibt Ihnen Abstand vom Alltag – und auch von Fernseheindrücken. Verzichten Sie vor dem Einschlafen auf Computerarbeit und Handy-Gebrauch – unabhängig vom Blaulicht des Bildschirms. Lesen Sie lieber ein Buch mit humorvollen und positiven Inhalten.

## Stress und Sorgen machen schlaflos

Schlafstörungen können organische Ursachen haben, doch die meisten Schlafstörungen sind emotional bedingt und die Folge von Stress und Überlastung, Sorgen, unverarbeiteten Erlebnissen oder dem Hang, zu viel Verantwortung zu übernehmen. Eine unruhige, unrhythmische Lebensweise mit unregelmäßigen Schlafzyklen oder auch unregelmäßigen Mahlzeiten können den Schlaf ebenso massiv beeinflussen und zu einem gestörten Schlaf-Wach-Rhythmus führen. Ein typisches Beispiel dafür ist die Schichtarbeit. Da die Zellteilung und lebenswichtige Reparaturprozesse während der Nachtstunden stattfinden, kann der Lebensrhythmus durch die Verschiebung der Schlafzeiten von der Nacht auf den Tag zu langfristigen Schlafstörungen und körperlichen Beschwerden führen. Aber auch Mahlzeiten, die spät oder unregelmäßig genossen werden, sowie Alkohol-, Medikamenten- und Koffeinkonsum spätabends können für viele Menschen erhebliche Störfaktoren für den Schlaf sein.

Sorgen und Stress, die durch Kummer, Ärger, Angst, Aufregung und Hektik verursacht werden, veranlassen den Körper, sogenannte Wach- oder Stresshormone wie Adrenalin und Cortisol zu produzieren.

Cortisol ist unser Hauptstresshormon, das bei Dauerstress ansteigt. Leider haben viele Menschen diesen Dauerstress in jedem Lebensbereich, was nicht nur Schlafprobleme verursacht, sondern anfällig für Infekte und langfristig krank machen kann. Negativer Dauerstress kann das Immunsystem langfristig negativ beeinflussen, da lebensnotwendige Nährstoffe, körpereigene Substanzen und insbesondere unsere Eiweiß-Reserven schneller verbraucht werden. Wie Sie wissen, wird Eiweiß nicht nur für den Muskelaufbau benötigt, sondern für die gesamten Körperfunktionen wie Hormonproduktion, Zellerneuerung und Transport von Botenstoffen. Problematisch ist die Tatsache, dass das Hauptstresshormon Cortisol mit zunehmendem Alter, wachsendem Stress und mit stetiger Anspannung zunimmt, bzw. es kann jedoch auch der Fall eintreten, dass bei chronischem Stress nicht mehr ausreichend Cortisol produziert wird und es dadurch zu Leistungsverlust, Müdigkeit, Antriebslosigkeit und Burnout kommen kann.

Wenn Adrenalin ausgeschüttet wird, steigen Blutdruck und Herzfrequenz an. Aus der Leber wird Zucker freigesetzt, damit er dem Muskel schneller zur Verfügung steht. Die Atmung wird erleichtert, da sich die Bronchien erweitern. Fettreserven werden abgebaut, um schneller aktiv werden zu können, und die Magen-Darm-Tätigkeit wird eingestellt. Die gesamte Verteilung des Blutes im Körper wird verändert. Es fließt mehr Blut in die Muskulatur und die Lungen und weniger in die Verdauungsorgane. Alles ist programmiert für Aktivität! Mit schnellem Einschlafen und Durchschlafen ist dann nicht zu rechnen.

Ein wesentlicher Faktor für die Gesunderhaltung ist, dass Adrenalin und Cortisol täglich abgearbeitet werden. Beide Hormone zirkulieren nach nicht abgearbeiteten Stress-Situationen in unseren Blutgefäßen und können dort großen Schaden anrichten. Außerdem ist das gesamte Körpersystem in Aufruhr und an erholsamen Schlaf ist nicht zu denken!

Das Hormon Cortisol wird ab ca. 4 Uhr morgens im Cortex, das ist die Nebennierenrinde, abgegeben. Es hilft dabei, den Schlaf langsam abzuschütteln und uns auf den Tag vorzubereiten. Vereinfacht gesagt, der Schlaf wird sukzessive heruntergefahren. Blöd nur, wenn dieses Hormon schon sehr viel früher aktiv ist, in einer Zeit, in der wir eigentlich schlafen sollten!

Wie können Cortisol und Adrenalin gesenkt werden? Durch ausreichend Bewegung, und zwar flott. Schnelles Gehen oder Laufen für mindestens eine halbe Stunde – am besten täglich! Durch die Bewegung werden diese Stresshormone im Körper verbrannt. Außerdem wird der Kopf frei von quälenden Gedanken. Wenn Sie dabei noch lächeln und positive Gedanken haben, wird im Körper das Glückshormon Serotonin produziert und es fällt Ihnen leichter, Balance und Gelassenheit zu finden.

Probieren Sie es aus, rein in die Sportkleidung und lächeln Sie schlechte Gedanken einfach weg!

Weiters gehört guter Schlaf vorbereitet, denn wie Sie nachts schlafen, entscheidet sich am Tag. Der gesamte Tagesablauf sollte einem großen Bogen folgen, indem Sie langsam Ihre Tagesaktivitäten verstärken und abends wieder zurückfahren. Durch den Einbau von regelmäßigen Pausen alle 90 bis 120 Minuten (Rhythmusschule Prof. Dr. Maximilian Moser) haben Sie nicht nur eine optimale Tagesplanung, sondern erstellen bereits am Tag eine gesunde Schlafarchitektur.

*Tipp*

**Lassen Sie auch Ihre Vitalstoffe und Aminosäuren regelmäßig untersuchen. Durch das Auffüllen fehlender essentieller Mikronährstoffe können Sie Ihren Schlaf und Ihre Leistungsfähigkeit tagsüber positiv beeinflussen! Probieren Sie es aus.**

Noch eine Möglichkeit, um abends besser abschalten zu können: Führen Sie ein Tagebuch. Lassen Sie den Tag noch einmal Revue passieren und schreiben Sie alle Ereignisse auf, die negativen Ereignisse mit positivem Ausgang. Geschriebenes bleibt!

Atmen Sie tief und gleichmäßig, besonders bei Gedanken an unangenehme Situationen. Das Schlafprogramm der Gehirnwellen-Stimulation über die Kopfhörer bietet sich dafür ebenfalls sehr gut an. Schon nach einigen Tagen Anwendung zeigt es bei den meisten sehr gute Erfolge!

# Prinzip II
# Das Bett ist entscheidend

In diesem Kapitel konnten wir durch die Zusammenarbeit mit dem Institut Proschlaf und der von diesem praktizierten Physikalischen Schlafforschung auf Grundlagenmaterial aufbauen, das für die Beantwortung der Frage nach der richtigen Gestaltung eines Schlafplatzes viele richtungsweisende Informationen liefert. Auf diese Weise ist Klarheit in vielen wichtigen Bereichen geschaffen worden, was zu einer Korrektur manch bisheriger Irrwege und falscher Auffassungen helfen kann. Diese Informationen stellen aber auch eine gute Orientierungshilfe dar, wenn es darum geht, für den eigenen Körper die aus orthopädischer Sicht ideale Gestaltung des Schlafplatzes vorzunehmen.

## Die Physikalische Schlafforschung – ein Expertenbeitrag von Schlafforscher Hans Leopold Malzl

Der Salzburger Schlafforscher Hans Leopold Malzl leitet die Physikalische Schlafforschung und untersucht, wie mechanische Einwirkungen auf den Körper während der Nacht die Qualität des Schlafes beeinflussen.

»Seit den frühen Achtzigerjahren beschäftige ich mich mit dem Thema Schlafplatzgestaltung. Als ich im Jahr 1988 das Salzburger Gesundheitshaus gründete, wurde erstmals die medizinische Frage nach bestmöglicher Versorgung der Wirbelsäule mit der Frage nach dem richtigen Bau einer Schlafunterlage verknüpft. In Krankenhäusern oder in universitären Einrichtungen ergab sich kurioserweise diese Fragestellung bis zu diesem Zeitpunkt nicht, sodass in einem für die Gesellschaft derart essentiellen Gesundheitsbereich eine große Wissenslücke offenblieb. Da es die nötigen wissenschaftlichen Grundlagen zu diesem wichtigen Thema nicht gab, wurde im Salzburger Gesundheitshaus eine eigene Forschungsstelle unter der Bezeichnung Physikalische Schlafforschung eingerichtet, mit deren Hilfe die Wechselbeziehungen zwischen der Gestaltung eines Schlafplatzes auf der einen Seite und der Qualität des Schlafes auf der anderen Seite wissenschaftlich ausgeleuchtet werden sollten. Die in den vergangenen 30 Jahren daraus hervorgegangenen Erkenntnisse lassen heute das Thema Schlafplatzgestaltung in einem völlig neuen Licht erscheinen. Althergebrachte Anschauungen wurden vielfach auf den Kopf gestellt, sodass die Gestaltung von Matratze und Lattenrost jetzt völlig neuen Kriterien unterliegt – mit der logischen Konsequenz, den individuellen Körperbau des Menschen zum Maßstab für sein Bett werden zu lassen.«

Die folgenden Inhalte dieses Kapitels wurden in Zusammenarbeit mit der Physikalischen Schlafforschung des Instituts Proschlaf in Salzburg erarbeitet und geben Einblick in einige wichtige Hintergründe, die man bei der Gestaltung seines Schlafplatzes in Betracht ziehen sollte.

**Bei der Erforschung der Ursachen von Schlafstörungen wird auf das Bett meistens vergessen!**

Obwohl es so gut wie jeder Mensch jede Nacht benützt, sich ein Drittel bis die Hälfte seines Lebens darin aufhält, es nicht nur zum Schlafen verwendet wird, viele Gedanken darin gehegt und viele Entscheidungen darin getroffen werden, wird dem Bett auch heute noch nicht die Wertschätzung geschenkt, die ihm eigentlich gebührt.

So paradox es klingt: Im Zeitalter der modernen Kommunikationstechnologie und fahrerlosen Autos ist die Schlafkultur bei vielen Menschen nicht über den Stand des Mittelalters hinausgekommen. In vielen Betten finden sich Matratzen, die schon aus hygienischer Sicht jeder Beschreibung spotten und auch physiologisch für den Körper alles andere als ein Platz sind, an dem er sich erholen und regenerieren kann. Sie sind vor allem viel zu hart, wenig elastisch, hängen oft dort am meisten durch, wo sie es am wenigsten sollten, und beinhalten Metallteile und/oder schädliche Substanzen, die besonders dann ausdünsten, wenn die Körperwärme im Schlaf darauf einwirkt.

## Es war einmal …

Irgendwann begann alles mit dem Strohsack, zumindest hierzulande. Das berichteten unsere Großeltern und Urgroßeltern noch aus ihrer Kindheit. Der Strohsack wurde regelmäßig aufgeschüttelt und Stroh, Heu und Getreidespelzen hatten die Eigenschaft, sich in einer gewissen Weise der Form des Körpers anzupassen. Und was der Strohsack an physiologischer Erholungseigenschaft nicht schaffte, mussten die Menschen aus vergangener Zeit eben aushalten. Irgendwann wurde der Strohsack von anderen Materialien abgelöst, vielleicht, weil man nicht mehr so viel Stroh hatte oder weil man dachte, auf andere Weise sein Bett körperfreundlicher gestalten zu können. Seegras und Rosshaar waren danach die gängigsten Materialien.

Sowohl Strohsack als auch Rosshaar- bzw. Seegrasmatratzen lagerten ursprünglich auf einfachen Brettern. Wer es sich leisten konnte, verwendete einen Sprungfedereinsatz.

Mit dem Konsumzeitalter und sobald es die finanziellen Möglichkeiten erlaubten, leistete man sich eine neue Bettausstattung. In der Industrie beflügelte dies die Kreativität. Es entstanden die Federkernmatratzen mit darunterliegender Federnkernmatte. Mit dem für ein Trampolin typischen Merkmal, nämlich zur Mitte hin immer weicher zu werden, fand dies bei vielen Menschen Gefallen: Sie mussten nicht mehr auf harten Brettern schlafen, sondern hatten ein weiches, bequemes Bett. Diese »modernen« Schlafsysteme setzten sich schnell durch und eroberten die Schlafzimmer. Der Boom fand jedoch ein jähes Ende, denn die Erfinder hatten sich offensichtlich nicht mit der Anatomie des Menschen beschäftigt, denn der »Hängematten-Effekt« ließ die Wirbelsäule durchhängen. Die Bandscheiben wurden ständig belastet, was schließlich bei vielen Menschen zu akuten Beschwerden führte. Immer mehr Ärzte erkannten diese Zusammenhänge und wiesen ihre Patienten an, den neu gekauften Einsatz durch ein Brett oder eine alte Tür zu ersetzen. Auf diese Weise wurde das Bett wieder gerade, es verhinderte ein Durchhängen und damit die folgenschweren Deformationen an Wirbelsäule und Bandscheiben.

Dies führte in der Folge zu dem falschen Schluss, ein hartes Bett wäre für den Körper besser als ein weiches. In Wirklichkeit hatte man lediglich ein größeres gegen ein geringeres Übel eingetauscht. Aus dieser Zeit rührt die noch heute vielfach vorherrschende Vorstellung vieler Menschen, ein weiches Bett würde grundsätzlich den Körper zum Durchhängen bringen und könne deshalb nicht gut sein. Die Ärzte von damals wollten aber lediglich eine ganz bestimmte Gefahr für den Körper vermeiden, die sich durch das Durchhängen im Bett ergab. Sie hatten aber nicht beabsichtigt, dass der Körper hart und unbequem liegen sollte. Da es zum damaligen Zeitpunkt keine Alternativen bei der Auswahl der Materialien gab, musste man sich mit dem harten, aber wenigstens nicht durchhängenden Bett abfinden. Damit wurde zwar das größere Übel behoben, aber das andere, nämlich den Körper nicht auf eine sanfte, schonende, entspannende und deformationsfreie Weise lagern zu können, blieb bestehen. Die Empfehlungen, das Bett durch eine gerade Unterlage zu stützen und vor dem Durchhängen zu bewahren, führte und führt noch heute bei vielen zu dem falschen Schluss, ein hartes Bett sei gut für die Wirbelsäule.

## Hart oder weich?

Harte Betten strapazieren den Körper, weil sie zu Druckstellen und Deformationen des Skeletts führen. Dasselbe passiert durch weiche Betten, die durchhängen. Der Körper ist gezwungen, sich aus derartigen »Zwangslagen« zu befreien. Ein häufiges Umdrehen ist die Folge, was zu Unterbrechungen unserer Schlafkurve führt und unsere Entgiftung und Regeneration beeinträchtigt. Auch durch das häufige Wechseln der Liegepositionen entstehen Verspannungen, Deformationen und Druckstellen am Körper.

Von Generation zu Generation wurde bis heute ungeprüft weitergereicht, dass ein hartes Bett gut für Körper und Wirbelsäule ist. Dass dies nicht richtig sein kann, wird durch bittere Erfahrungen vieler Menschen immer wieder bestätigt.

Dass harte Betten aber nicht nur Nachteile haben, zeigen Erfahrungen bei Menschen, deren Nervensystem sehr sensibel ist. Feste Betten sind schwingungsarm, weil das Material nicht »federt«. Beim Schlafen führt das zu einer relativen

Bewegungslosigkeit, was weniger Schmerzen zur Folge hat. Allerdings ist die harte Unterlage auf Dauer nicht förderlich und es wäre empfehlenswert, den Teufelskreis zu durchbrechen und zu einem körpergerechten Bett zu wechseln, auch wenn es aufgrund der erhöhten Schwingungsintensität eine gewisse Zeit stärker reizauslösend sein kann.

Wenn Sie wissen möchten, ob eine weiche oder harte Unterlage für Sie besser ist, können Sie das durch einen simplen Test herausfinden. Versuchen Sie, sich auf einem harten Boden auszuruhen. Nehmen Sie für einige Zeit die Rückenlage, danach die Seitenlage ein. Beobachten Sie die Empfindungen des Körpers und auch die Zeitdauer, wie lange Sie ruhig auf der Seite und am Rücken liegen können. Durch dieses Experiment werden Sie die Antwort, ob eine harte Unterlage zu störungsfreiem Schlaf führt, selbst erfühlen können.

## Umdrehen im Bett – normal oder erzwungen?

Durch das Liegeexperiment am harten Boden werden Sie wahrscheinlich schon nach kurzer Zeit Druckpunkte, Spannungsgefühle und Deformationen am Körper beobachten können. Wenn diese zunehmen, werden Reizungen und Schmerzen eine unabdingbare Folge sein. In solchen Situationen tritt das Umdrehen auf der nicht optimalen Schlafunterlage ein, weil nur noch ein Wechsel in eine andere Position Hilfe bringen kann, um dem Druckpunkt aus dem Weg zu gehen und die Reizeinwirkungen auf andere Körperstellen zu verlagern.

Daraus ergibt sich folgender Schluss: Je fester und härter eine Schlafunterlage ist, also je intensiver die negativen physikalischen Druckpunkte auf den Körper einwirken, desto eher und häufiger wird ein Umdrehen und Wechseln der Liegeposition notwendig sein, um Spannungen und die damit verbundenen Schmerzen oder das Einschlafen der Gliedmaßen zu vermeiden. Für einen solchen Lagewechsel auf der Schlafunterlage ist die ganze Kraft des Körpers erforderlich. Dieser Vorgang kann im Schlaf nicht ausgeführt werden. *Der Schlaf wird beim Positionswechsel in der jeweiligen Schlafphase unterbrochen,* die Schlafunterbrechung wird vom Schlafenden aber nicht bewusst wahrgenommen. Warum weiß der Betroffene am nächsten Morgen von solchen Schlafunterbrechungen nichts? Weil sie meist nicht bewusst wahrgenommen werden können, weil das Gehirn in der Nacht nur die wichtigsten Prozesse durchführt und das Erinnerungsvermögen deshalb nicht aktiv ist. Die Schlafkurve reißt in der jeweiligen Schlafphase immer ab, wird an den Ausgangspunkt zurückgesetzt und muss sich erneut aufbauen. Tritt dieses Phänomen wiederholt auf – d.h. muss sich der Körper aufgrund einer ungeeigneten Schlafunterlage häufig drehen und wenden –, wird die Schlafkurve (Zyklogramm) flacher, sodass die für die Regeneration des Körpers so wichtigen Tief- und REM-Schlafanteile wesentlich beeinträchtigt werden. Auf diese Weise geht wertvolle Zeit verloren, die für den stufenweisen Aufbau des Tiefschlafes erforderlich ist. Das Resultat ist eine nicht optimale Regeneration und unzureichende Entgiftung des Körpers. Am Morgen kommen wir erst spät in Schwung, fühlen uns manchmal unausgeschlafen und mental eventuell unausgeglichen. *Zu behaupten, ein häufiger Lagewechsel während der Nacht gehört zum natürlichen Schlafverhalten des Menschen, ist demnach nicht richtig.*

Mit einer guten körperlichen Konstitution (junge Menschen, gut trainierte Menschen) kann man es länger in einem schlechten, oft harten Bett aushalten. Dies könnte zu dem falschen Schluss führen, ein für seinen Körper richtiges Bett gefunden zu haben. Spätestens wenn die körperliche Verfassung nachlässt, werden die physiologischen Schwachstellen des Bettes spürbar. Die dadurch ausgelösten Regenerationseinbußen können sich in Form von Schlafunterbrechungen, unbefriedigender Erholung, Schmerzen oder Verspannungen bemerkbar machen. Sinnvoll wäre es, nicht auf diesen Zeitpunkt zu warten, sondern schon vorab den Körper mit ausreichender Erholung in einem körperfreundlichen Bett zu versorgen!

## Der Wechseleffekt

Klingt kompliziert, ist aber ganz einfach. Diesen Wechseleffekt kennt man auch von anderen lebensnahen Situationen: Ein gutes Beispiel ist, abgefahrene Autoreifen untereinander auszutauschen, damit sich das Profil gleichmäßig abnützt. Auch unser Körper wendet dieses Prinzip an, indem er sich während der Nachtruhe mehrmals umdreht, sodass negative Druckbelastungen nicht zu lange auf einen Körperteil einwirken und nicht schmerzen oder ihn gar schädigen können. Man dreht sich von der linken auf die rechte Seite, von der Bauchlage in die Rückenlage usw. und verteilt somit die Druckbelastungen.

Wirken solche Reize länger auf den Körper ein und wird dem Schlafenden bewusst, dass seine eingeschlafenen Arme, der Druck auf der Schulter, die Anspannung der Nackenmuskulatur oder auch die damit verbundenen Kopfschmerzen von der ungeeigneten Matratze kommen, wird er ohne zu zögern die Schlafunterlage wechseln.

Patienten berichten immer wieder, dass sie in ihren – oft viel zu harten – Krankenhausbetten sehr gut geschlafen hätten und dass akute Schmerzzustände im Rücken während des Aufenthaltes völlig verschwunden waren. Dieser Eindruck ist jedoch trügerisch! Es ist ein normales Phänomen, dass der Schlaf schmerzfrei sein kann, wenn das Bett gewechselt wird. Warum der Wechsel eines Bettes oder der Kauf einer neuen Matratze über einen gewissen Zeitraum die Lösung des Schmerzproblems verspricht, aber innerhalb von wenigen Wochen oder Monaten dann doch nicht zum Ziel führt, hat einen Grund.

Im eigenen Bett wird der Körper jede Nacht aufs Neue über lange Zeit an den gleichen Stellen negativ beeinflusst. Wenn das Bett gewechselt wird, erhält der Körper im Optimalfall an den Stellen, wo sich im alten Bett bisher Akutbeschwerden aufgebaut haben, eine Entlastung. Eine Linderung der Beschwerden ist meistens sofort spürbar.

Der Schlafende wird von der neuen Matratze anfangs begeistert sein, weil er keine Schmerzen mehr hat. Dieser Zustand kann andauern, bis sich wieder Reizpunkte entwickeln, ein schädigendes Ausmaß erreichen und sich wieder als Schmerz bemerkbar machen. Das ist auch der Grund, warum Konsumenten oft von ihrer – meistens schon komplett verbrauchten – Urlaubsmatratze angetan sind, weil sie dort plötzlich völlig schmerzfrei geschlafen haben, wohingegen ihr Bett zu Hause sie ständig plagt. Fatal wäre der Schluss dieser betroffenen Personen, hier die für sie ideale Matratze gefunden zu haben und diese dann womöglich auch zu kaufen. Es dauert nämlich nicht lange, bis die verlagerten Reizpunkte sich wieder zu einem ausgewachsenen Schmerz entfalten und dieser dann oft sogar noch vehementer auftritt als beim alten Bett. Diese Menschen sind leider auf den »Wechseleffekt« hereingefallen. Daher gilt: Augen auf beim Matratzenkauf!

## Schlaf und Physik

Man möchte es nicht für möglich halten, aber selbst der Schlaf unterliegt der Physik! Denn auch im Bett gilt es, bestimmte Gesetzmäßigkeiten zu beachten, wenn man am Morgen schmerzfrei und erholt aufstehen will. Die Schwerkraft gibt dem Körper in seinen Einzelteilen Gewicht. Dadurch können beim Liegen Druck und Einengung entstehen. Damit Bandscheiben, Nerven, Blutgefäße, Bindegewebe und Co. funktionieren und optimal mit Nährstoffen versorgt werden, muss der Körper von Druck und Einengung befreit werden. Grundsätzlich besitzt der Körper in ausreichendem Maße Einrichtungen, um solche sensiblen Körperbereiche vor Druck zu schützen. Ein Beispiel sind die Bandscheiben, die mit ihrer federnden Wirkung die Wirbelsäule und umliegende Nerven entlasten.

So wie der Körper sich durch gewisse Einrichtungen vor negativen äußeren physikalischen Einwirkungen selbst schützt, nämlich durch Muskeln, Bänder, Knorpel und Bandscheiben, so ist er selbst darauf angewiesen, dass sich diese Schutzsysteme jede Nacht regenerieren und gut auf ihre tägliche Aufgabe vorbereiten können. Diese Hilfe zur Selbsthilfe soll der Körper mit der Nachtruhe erhalten. Die Regeneration der Systeme ist aber nur dann möglich, wenn das Bett optimal entlastet und keinen Druck auf die Schutzsysteme ausübt. Das Bett hat die Aufgabe, dem Körper zu helfen, sich selbst zu helfen. Der von außen einwirkende Druck muss so breit wie möglich auf die Oberfläche des Bettes verteilt werden. Das Bett muss den Körper an bestimmten Stellen ausreichend abstützen und an anderen Stellen vermehrt einsinken lassen. Besonders im Lendenwirbelsäulenbereich ist eine optimale Stützfunktion unbedingt erforderlich. Eine vermehrte Einsinktiefe ist z. B. im Schulter- und Beckenbereich wichtig. Herkömmliche Zonenmatratzen stellen diese unterschiedlichen Festigkeitsstufen an verschiedenen Positionen zwar zur Verfügung, durch die unterschiedlichen Körperproportionen (groß, klein, breites Becken, schmale Schultern, großer Leibumfang usw.) können diese Matratzen aber nicht für alle Menschen gleich gut passen.

Wichtig ist, dass sensible Körperbereiche wie Schulter, Becken und Lendenwirbelsäule genau auf den dafür vorgesehenen Bereichen liegen, was nur bei einer körperfreundlichen Matratze möglich ist. Allein auf diese Weise kann mechanischer Schaden langfristig abgewendet und erhöhtes Regenerationsvolumen ermöglicht werden. Um die Nachtruhe als Energiespeicher und zum Regenerieren zu nutzen, sollte man eine körperfreundliche Bettausstattung haben. Dies kommt auch Personen mit erhöhtem Energieaufwand wie Spitzensportlern, Managern, Hoteliers, Unternehmern, Ärzten, Personen mit Schichtdienst uvm. zugute, da der Körper jede Nacht aus dem Schlaf die lebensnotwendige Kraft und Vitalität für den kommenden Tag schöpfen muss.

## Ihre Matratze – Ersatzmuskulatur für die Wirbelsäule

Wir wissen, dass der Muskeltonus während des Schlafens stark herabgesetzt ist, im REM-Schlaf sogar völlig. Da stellt sich die Frage, inwieweit in dieser Zeit die Unterstützung der Wirbelsäule gesichert ist, denn der Halt der Wirbelsäule ist jetzt ausschließlich von der Schlafunterlage abhängig bzw. wird von dieser bestimmt. Die Matratze wird somit zum Stützapparat für die Wirbelsäule, man könnte fast sagen, zu einer Art Ersatzmuskulatur. Auf diese Weise können Fehlstellungen vermieden werden. Selbst Schmerz- und Skoliose-Patienten können eine deutliche Linderung der Akutsymptome spüren und die so wichtigen Regenerationspotenziale wiedergewinnen. Durch die Möglichkeit der individuellen Anpassung der Matratze an den Körper kann man aus der Schlafunterlage eine präzise und korrekt wirkende Stützhilfe für den Körper gestalten. So wird dem Körper erhöhtes Regenerationsvolumen ermöglicht – aus medizinischer Sicht ein großer Gewinn für Gesundheit und Therapiewesen.

Innere Deformationen und die damit verbundenen Spannungen und Reizpotenziale, die zu Schlafunterbrechungen führen, die vom Schlafenden nicht wahrgenommen werden, aber trotzdem die Schlafkurve unterbrechen, müssen weitestgehend abgebaut werden.

Je genauer die Schlafausstattung auf den Körper und auf die Schlafgewohnheiten der Person (Bauch-, Seiten-, Rückenschläfer) zugeschnitten ist, desto höher ist der Regenerationswert der Nachtruhe.

Interessantes Detail am Rande: Gerade Ehepartner entscheiden sich beim Matratzenkauf meistens für zwei optisch identische Matratzen – die Frau bekommt die weichere Matratze, der Mann die etwas festere Matratze, die über Jahre hinweg nur einem der beiden nützen kann – wenn überhaupt! Bei einer körperfreundlichen Bettausstattung, bei der die Matratzen individuell für sie und ihn konfiguriert wurden, schläft jeder auf seinem idealen Stützprofil – und nach außen hin schauen beide Matratzen gleich aus.

## Die ganz persönliche Bett-Rezeptur

Erst nach einem Beobachtungszeitraum von zwei bis drei Monaten kann tatsächlich festgestellt werden, ob ein Bett alle Erholungsanforderungen des Körpers erfüllt. Der Organismus unterliegt nämlich verschiedenen Rhythmen äußerer und innerer Einflüsse. Ob das Bett auch unter ungünstigen äußeren Bedingungen zu guten Erholungswerten führt, wird deshalb erst in einer längeren Beobachtungsphase sichtbar.

Besonders bei bestimmten gesundheitlichen Anforderungen oder besonderen Schlafpositionen muss die Bettausstattung so variabel sein, dass noch etwaige Feinabstimmungen durchgeführt werden können. Es könnte sein, dass die

Schulter zu tief oder zu wenig in die Matratze sinkt, die Einstellung für die Lendenwirbelsäule könnte nicht die richtige Unterstützung bieten, ein Druck auf der Hüfte ist spürbar oder ein Arm »schläft« regelmäßig ein, um nur einige Möglichkeiten zu nennen. Auch das Kopfkissen muss veränderbar sein, denn es könnte zu hoch oder zu niedrig, zu flach oder zu steil sein. Um dem Körper zwischen den einzelnen Bett-Korrekturen die nötige Zeit zur Anpassung zu geben, muss die Angleichung der Schlafunterlage schrittweise erfolgen. Wenn man diesem Prinzip der schrittweisen Erarbeitung folgt, wird man eine Schlafunterlage haben, die den maximalen physiologischen Wirkungsgrad erfüllt.

Jeder Mensch ist anders gebaut, sieht anders aus. Kein Körper gleicht dem anderen. Es gibt große und kleine Menschen, Körper, die eher zart, und andere, die kräftig gebaut sind. Männer und Frauen unterscheiden sich in ihrem Körperbau. Frauen neigen zu rundlicheren Hüften, Männer zu breiteren Schultern und kräftigerem Oberkörper. Es gibt Menschen mit langen und kurzen Beinen und und und ... Die Vielzahl der unterschiedlichen Körpermerkmale ist so groß, dass sie ein eigenes Kapitel umfassen könnte.

Diese Individualität des Körperbaus macht es für den Menschen schwierig, das perfekte Bett zu finden. Denn zusätzlich zum Körperbau kommt ein weiterer Aspekt: Jeder Mensch schläft anders! Und dieses Schlafverhalten kann nicht bewusst beeinflusst werden. Wir schlafen auf dem Rücken, in Seitenlage, in Bauchlage, mit einer Hand unter dem Kopfkissen oder verschränkt hinter dem Kopf. Alles ist möglich und alles ist natürlich. Doch manche Betten zwingen den Schlafenden in eine Schlaflage, die er gar nicht einnehmen möchte, aber die für seine Befindlichkeit zu dem Zeitpunkt die beste ist. Der nächste Punkt, der großen Einfluss auf das Schlafverhalten nimmt, sind körperliche Schwachstellen: Krankheiten, die eine besondere Lagerung des Körpers erfordern; Schmerzpunkte, die durch falsche Betten verursacht wurden; Verletzungen oder postoperative Stadien, die gewisse Schlaflagen erzwingen.

Sie merken schon, eine standardisierte Bettausstattung kann oft nicht die optimale Regeneration bieten.

Denken Sie, dass Sie auf derselben Matratze gleich gut schlafen können wie Ihr Partner, der 20 Zentimeter größer und vielleicht einige Kilo schwerer oder leichter ist als Sie? Wird so eine Standard-Matratze z. B. von einem Ehepaar erworben – sie kaufen die gleiche Matratze in unterschiedlichen Festigkeiten (er nimmt die festere, sie die weichere Matratze), dann passt der Mann mit einer Körpergröße von 180 Zentimetern mit der Schulter- und Hüftposition vielleicht auf die entsprechend dafür vorgesehenen Zonen der Matratze, die Frau aber nicht. Mit einer Körpergröße von 158 Zentimetern liegt sie möglicherweise mit ihrer Hüfte auf der festen Lendenwirbelsäulen-Zone der Matratze. Schon nach wenigen Wochen kann die Anfangseuphorie über den Matratzenkauf in Ärger umschwenken, weil die Frau auf ihrer Matratze viel zu hart liegt und die Zonenmatratze nicht ihrem Körperprofil entspricht. Oft ist auch das Gegenteil der Fall, dass Männer trotz einer festen Matratzenauswahl im Lendenwirbelsäulenbereich »durchhängen« und somit Bandscheibenprobleme vorprogrammiert sind.

Deshalb sollten die wichtigsten Dinge im Leben eines Menschen immer nach individueller Rezeptur und persönlichen Bedürfnissen erstellt werden. Und dazu gehört auch die richtige Matratze!

## Ihr Körperabdruck ist entscheidend

In unserem Schlafstudio beginnen wir immer mit einer 3-Phasen-Schlafanalyse des Kunden. So können wir für ihn die perfekte und individuell auf ihn abgestimmte Matratzenkomposition ermitteln. Diese drei Phasen beinhalten: Liegesimulation, Körperprofilmessung und Erstellung der optimalen Schlafunterlage. Als Erstes wird von den Kunden ein umfangreicher Fragebogen ausgefüllt, um auf eventuelle Schlafstörungen, Liegegewohnheiten, körperliche Beschwerden im Testvorgang eingehen zu können. Nach der Auswertung dieses Fragebogens können Liegesimulation und Körperprofil-Messung erfolgen.

Der erste Schritt dazu ist die Messung am Liegesimulator, um das Körperprofil zu berechnen und die Matratze individuell an die körperlichen Gegebenheiten anzupassen und entsprechend zu konzipieren.

Innerhalb weniger Minuten wird das persönliche Liegeprofil erstellt, das wie ein Fingerabdruck einzigartig ist.

Diese physiologische Liege-Analyse liefert einen genauen Abdruck des Körpers mit der exakten Einsinktiefe und notwendigen Unterstützung auf der Schlafunterlage in verschiedenen Liegepositionen. Die Schlafpositionen werden simuliert und die Einsinkstellen, wie bei einem Fußabdruck im Sand, aufgezeichnet.

Anhand dieser Messdaten der körperlichen Gegebenheiten und der Liege-Analyse können die individuell abgestimmte Matratze und das entsprechende Kopfformkissen für die Testperson konfiguriert werden.

Dazu werden die gemessenen Daten laut Körper-Profil-Messung in unserem Simulationsstudio in einem Testbett mittels unterschiedlichster Stützelemente in Stempelform direkt in die Matratze eingefügt: Die persönliche, individuelle Stütz-Stempel-Matratze und das Kopfformkissen entstehen.

Die Elemente haben verschiedene Festigkeitsgrade und sind Teil eines weltweit einzigartigen patentierten Matratzensystems. Sobald die Matratze laut »Abdruck« im Testbett erstellt wurde, kann die Testperson Maß nehmen.

Sie werden staunen, welchen Unterschied Sie auf dieser Matratze spüren, die direkt an Ihr Körperprofil angepasst ist. Deshalb gibt es – außer bei akuten Schmerzzuständen, die natürlich nicht sofort verschwinden – keine störenden Druck- oder Reizpunkte, die Muskulatur wird optimal gestützt und entspannt sich.

Mögliche Korrekturen und kleine Verfeinerungen können nach einer kurzen Beobachtungsphase und Absprache mit dem Kunden durchgeführt werden, indem verschiedene Positionen durch unterschiedliche Festigkeiten moduliert werden. Jede noch so kleine Veränderung wirkt sich auf das Liegeempfinden aus und dies macht das Erstellen einer Körperform-idealen Schlafunterlage so interessant. Auch die Kunden und Kundinnen gewinnen dadurch Vertrauen und Sicherheit, weil sie mit jedem Eingriff in die Matratze eine Verbesserung der Liegeposition spüren können.

Wenn alle entsprechenden Korrekturmaßnahmen durchgeführt wurden, die zu dem Zeitpunkt einen maximalen physiologischen und damit gesundheitlichen Erfolg auf den Körper zeigen, können Matratze, Kopfformkissen und Lattenrost nach der persönlichen Rezeptur des Test-Schlafsystems übernommen werden. Das Stütz-Protokoll der Matratze wird in unserer Datenbank gespeichert. Sollte eine Veränderung der Matratze während der Anwendung notwendig werden, kann man das sofort überprüfen und dem Matratzenanwender entsprechende Lösungsmöglichkeiten anbieten.

Auch bei Kindern ist die Veränderbarkeit der Matratze enorm wichtig. Bei Heranwachsenden sieht man die Positionsveränderung hervorragend, denn bei einem Wachstumssprung wandert der Bereich für die Hüfte oft um mehrere Zentimeter nach unten. Würde das Kind auf einer unveränderbaren Matratze schlafen, könnte es in der Folge zu Akutsymptomen im Hüft- oder Lendenwirbelbereich kommen. Werden Kopfformkissen und Matratze jedoch nachjustiert, kann Haltungsschäden vorgebeugt werden.

Auch im Falle einer Gewichtszunahme oder bei Gewichtsverlust bei Erwachsenen ist es wichtig, dass die Matratze an die veränderten Körperproportionen angepasst werden kann. Auch bei Verletzungen oder nach Operationen ist eine ideale Schlaflage ohne Druckpunkte die beste Voraussetzung für eine optimale Regeneration. Während dieser Regenerationszeit kann die Matratze an den Schmerzbereichen so sensibel gestaltet werden, dass eine Art »schwebende Schlafunterlage« entsteht. Der Körper muss wie auf Wolken gebettet werden. Ist die schmerzintensive Zeit gut überstanden, kann die Schlafunterlage wieder zum herkömmlichen Stützprofil konfiguriert werden. Außer der Körper hat sich durch die Umstände verändert und benötigt ein komplett anderes Liegeprofil: In diesem Fall muss eine neue Liege-Analyse durchgeführt werden, um den Körper wieder optimal zu betten.

Besondere Liegeanforderungen benötigen Frauen in der Schwangerschaft. Hier wird die Matratze gemäß den gewünschten Schlafpositionen so verändert, dass keine Druckpunkte am Bauch entstehen, und sie kann gemäß dem größer werdenden Körperumfang mitwachsen. Viele werdende Mütter schlafen auf einer veränderbaren Matratze bis zum Schluss der Schwangerschaft problemlos in der Bauchlage. Auch hier wird der Bauchbereich schwebend konfiguriert, damit Mama und Baby wunderbar durchschlafen können.

Wenn Menschen sich verändern, muss sich die Schlafunterlage während der gesamten Anwendungszeit mitverändern und auf alle Bedürfnisse einstellbar sein!

## Schlafen Sie mit (entspanntem) Köpfchen?

Würden Sie Ihren Kopf beim Schlafen aus dem Bett hängen lassen? Wahrscheinlich nicht! Und doch verzichten viele Menschen auf ein ergonomisch korrektes Kopfkissen, was dem zu Beginn genannten Vergleich sehr nahekommt. Wie Sie mittlerweile wissen, verbringen wir ca. ein Drittel unseres Lebens im Bett. Im vorigen Kapitel haben wir Ihnen die Wichtigkeit einer ergonomisch korrekten, individuell auf Sie abgestimmten Matratze erklärt. Ist es da nicht selbstverständlich, auch das Kopfkissen auf Ihre persönliche Liegeposition einzustellen und den Kopf gemütlich im Bett zu positionieren, um die gesamte Wirbelsäule vom Schädel bis zum Sakral (= Steißbein) in einer entspannten Linie zu »betten«? An die Stelle von zusammengeknautschten, übereinandergeschichteten Kissen, »eingeschlafenen« Armen, die zur Erhöhung des Kopfes unter die Polster geschoben werden, treten formvollendete, für Nacken, Schlafposition und Kopf komponierte Kopfformkissen. Wissen Sie, wie viel so ein Kopf wiegt? Bis zu sechs Kilo. Das erfordert spezielle Materialien, die Kopf und Halswirbelsäule optimal positionieren, damit der Schlafende in jeder Schlaflage entspannt liegt. Immerhin spüren ein Seitenschläfer und ein Bauchschläfer wesentlich mehr Druck auf ihren Nacken als ein Rückenschläfer. Besonders Bauchschläfer benötigen ein sehr sensibles Kissen, das Nackenwirbel, Muskulatur und Kopf ausreichend stützt. Am Bauch schlafen ohne Kissen geht gar nicht!

Bestimmt ist Ihnen schon aufgefallen, dass ein unpassendes Kopfkissen unruhige Nächte und Probleme im Nackenbereich beschert. Der Musculus Levator Scapulae oder Schulterblatt-Heber verbindet den Hals mit dem Schulterblatt. Ist dieser aufgrund einer falschen Liegeposition angespannt, kann es zu Schulter- und Nackenschmerzen, Kopfschmerzen, Migräne, Verspannungen und Triggerpunkten kommen. Daher ist es wichtig, den Kopf sanft und ergonomisch richtig zu betten und somit den Halswirbelsäulenbereich zu entlasten.

Die Komposition dieses Kissens wird ebenfalls am Liegesimulator erstellt. Die Rezeptur liefert der Körper mit seinen individuellen Proportionen. Ein großer Mann mit breiten Schultern benötigt ein höheres Stützkissen als eine zierliche Frau mit zartem Körperbau und schmalen Schultern. Auch Kopfform und Halslänge sind individuell verschieden und haben großen Einfluss auf die Höhe des Kissens und dessen Einsinktiefe.

Einen besonderen Einfluss hat die Schlaf- und Liegeposition. Die meisten Menschen schlafen auf der Seite. Diese Schlafposition kann für die Organtätigkeit und die Entgiftung während der Nacht optimal, für die Schulter jedoch sehr belastend sein, wenn die Matratze an der Schulterposition und das Kissen zu fest sind und das Kissen nicht die erforderliche Höhe und Stützkraft aufweist. Die Schulter muss in der Seitenlage tief und vor allem sanft in die Matratze einsinken, damit sie auch bei längerem Schlafen in der gleichen Schlafstellung optimal gebettet ist und kein Druck auf das Schultergelenk ausgeübt wird.

Beim Schlafen am Rücken darf das Kissen im Nackenbereich keinen Druck erzeugen. Aus diesem Grund wird ein spezieller Stützteil im Kopfformkissen in der Mitte entfernt. Dreht sich der Schlafende vom Rücken auf die Seite, erhält der Nacken die erforderliche Unterstützung.

Besondere Aufmerksamkeit benötigen die Bauchschläfer oder Halb-Bauchschläfer (Seiten-/Bauchlage). Durch die permanente Seitendrehung des Kopfes beim Liegen am Bauch wird auf die Nackenmuskeln Druck ausgeübt und sie werden auf einer Seite gedehnt. In dieser Position müssen Kopf und Nacken äußerst sanft gebettet werden und das Kopfformkissen muss eine punktgenaue Unterstützung liefern. Dies erreicht man durch eine niedrige Lagerung des Kopfes – jedoch wieder in der für den Schlafenden individuellen Höhe – und den extrem sanften Kopfschaum des Kissens, der keine Druckpunkte auf das Gesicht erzeugt.

Faltenfrei durch die Nacht und vital mit entspanntem Nacken aufgewacht!

## Guter Schlaf hat einen natürlichen Grund oder: Stolz auf Holz

Sie gilt als eine der genügsamsten und widerstandsfähigsten Baumarten. Von 9.000 bis 3.000 vor Christus zählte sie gemeinsam mit Birken, Rotföhren und Lärchen zu den dominierenden Baumarten in den Alpenländern. Sie überlebte auch auf kargen Steinböden und kam mit einer geringen Nährstoffzufuhr zurecht. Das gelang und gelingt ihr vor allem aufgrund ihrer kräftigen Wurzeln. Die Rede ist von der Zirbe. Die ältesten Exemplare konnten aufgrund ihrer Widerstandsfähigkeit bis zu tausend Jahre alt werden. Den Weg in die Schlafforschung schaffte die Zirbe aber durch das Human Research Institut, das im Bereich der Weltraumforschung auf der Suche nach geeigneten Materialien war. Weder Kunststoff noch Metall entsprachen den Kriterien für bestimmte Ausrüstungsgegenstände. Nur verschiedene Holzsorten, wie Apfelholz und Linde, waren dafür geeignet Auch der Schlaf der Kosmonauten wurde untersucht. Durch das Eintreten der Schwerelosigkeit waren Muskeln und Skelett deutlich entspannter und das Herz schlug langsamer, da es weniger Anstrengungen ausgesetzt war. Durch einige TV-Berichte über das Institut und dessen Messmethoden wurde die Tiroler Forstwirtschaftskammer auf diese positiven Effekte aufmerksam. Es wurden wissenschaftliche Belege gesucht, um nachweisen zu können, dass Menschen in Zirbenbetten besser schlafen würden und auch der Aufenthalt in Zirbenstuben positive Auswirkungen auf die Gesundheit des Menschen habe, da Zirbenholz entspannend auf den Körper wirkt. Dies war der Beginn eines wegweisenden Untersuchungsprojekts. Die Ergebnisse sind verblüffend. Das Herz braucht im Zirbenbett definitiv weniger Schläge, ist entspannter und erholsamer Schlaf ist die Folge.

Unser Herz gibt den Takt vor. In jeder Hinsicht. So kann zum Beispiel auch die Lebenserwartung mit dem Herzschlag und der Herzratenvariabilität zusammenhängen.

> »Wenn das Herz so regelmäßig schlägt wie das Klopfen des Spechts, so wird der Patient innerhalb von vier Tagen sterben.« (Wang Shu He, chinesischer Arzt vor 1700 Jahren)

Unregelmäßige Rhythmen des Herzens sind daher nicht automatisch besorgniserregend. Unser Herz muss sich wie der Motor eines Autos auf verschiedene Situationen einstellen – manchmal reicht der 2. Gang im unteren Drehzahlbereich, mal braucht es einen höheren Gang mit höherer Drehzahl. Eine Studie, die von 1975 bis 1995 rund 6.500 Personen untersuchte, zeigt, dass diejenigen mit einer grundsätzlich geringen Herzfrequenz nur halb so viele Sterbefälle aufwiesen wie solche mit hoher Frequenz. Denken Sie an Ihr Auto! Ein Motor, der permanent im oberen Drehzahlbereich arbeitet, geht vermutlich schneller kaputt.

Die Zirbe hilft uns, wenigstens in der Nacht Herzarbeit einzusparen. Zirbenholz als Bettmaterial ist genial!

## Zu heiß – zu kalt?

Schlafstörungen können auch von äußeren Einflüssen verursacht werden. Die Raumtemperatur und das Bettklima spielen dabei eine wesentliche Rolle. Die meisten Weckreize werden durch ungünstige Klimaeigenschaften der Bettwaren verursacht. Interessant ist, dass trotz des (Über-)Angebotes an verschiedensten Schlafmaterialien viele Menschen unter Schlafstörungen aufgrund von übermäßigem Schwitzen sowie an nächtlichen Unverträglichkeitsreaktionen wie Husten, Niesen, verstopfter Nase, Hautjucken, Augenjucken, Halskratzen usw. leiden.

Das große Angebot an Bettutensilien beinhaltet leider etliche ungeeignete Materialien bei Matratzen, Kissen, Bettdecken und Bettwäsche. Besonders Kunstfasern, gesundheitsschädliche Farbstoffe und Chemikalien in qualitativ minderwertigen Billig-Bettwaren beeinträchtigen unsere Körperfunktionen jede Nacht aufs Neue.

Auch schlechte Betthygiene durch »Langzeit-Bettwaren«, die jahrelang verwendet werden und die nicht mehr die Fähigkeit haben, die vom Körper ausgeschiedene Flüssigkeit aufzunehmen und wieder abzugeben, können Weckreize und Symptome verursachen. Anhand des schweren Gewichts dieser »Langzeit-Bettwaren« merkt man, dass sie nicht mehr »aufnahmefähig« sind und bereits viel unserer regelmäßig ausgeschiedenen Körperflüssigkeit aufgenommen haben. Besonders Kissen und Decken, die nicht waschbar sind, müssen eher ausgetauscht werden. Federn und Daunen speichern besonders viel Feuchtigkeit und menschliche Absonderungen und haben nicht die Eigenschaft, diese wieder abzugeben.

Der menschliche Körper verfügt über ein autonomes Temperatur-Regulierungssystem, das im Körper alle chemischen und biochemischen Vorgänge beeinflusst. Der körperliche Temperaturhaushalt beginnt in der Zelle und erfasst alle Gewebsteile. Der Körper schützt sich bei Kälte oder Hitze durch Gänsehaut, Haarkleid, Verdunstungskälte oder Schwitzen. Eine Wärmezufuhr von außen greift in den körpereigenen Wärmehaushalt ein und darf diesen niemals stören.

Deshalb sind die passenden Bettmaterialien für einen gesunden Schlaf so wichtig.

Es gibt die unterschiedlichsten Schlaftypen. Manche mögen's wirklich heiß und andere schwitzen schon, wenn sie eine kuschelige Bettdecke und ein dickes Kissen auch nur ansehen. Es gibt Schlaftypen, denen am Oberkörper sehr warm ist, die Füße aber bleiben eiskalt. Dieses Merkmal kommt häufig bei Frauen vor. Andere wiederum müssen die Beine abdecken, weil diese unter der Bettdecke überhitzen und zu kribbeln und schmerzen beginnen. Dieses Symptom kommt oft bei Venenproblemen oder Herz-Kreislauf-Problemen vor.

Auch das sogenannte Restless-Legs-Syndrom (RLS) kennen viele Menschen – es macht ein erholsames Schlafen sehr schwer. Hier kann ein geeigneter Temperaturausgleich hilfreich sein. Sie leiden an RLS? Bitte lesen Sie mehr darüber in unserem Kapitel »Wirksames für guten Schlaf«.

## Natur pur

Jetzt mal ehrlich: Sie verwenden doch auch nicht nur eine einzige Jacke, die Sie durch das ganze Jahr begleitet – die Sie sowohl an eiskalten Wintertagen, im Frühling und Herbst oder an lauen Sommerabenden tragen? Sicher nicht, oder?!

Auch im Bett gibt es für jede Jahreszeit eine andere Decke sowie eine passende Bettauflage. Es gibt so viele Naturmaterialien, deren Eigenschaften perfekt zur jeweiligen Jahreszeit und zum jeweiligen Schlaftyp passen.

Für frostige Winternächte eignen sich Bettdecken, gefüllt mit zartem Kamelflaum, Schafwolle oder auch waschbarem Mais- oder Holzfaserflies, die eine natürliche und hocheffektive temperaturausgleichende Funktion haben. Sie haben die Eigenschaften einer »natürlichen Klimaanlage« im Bett, die einerseits ausgezeichnet wärmt, dank höchster Atmungsaktivität aber auch vor Hitze schützt. Diese Fasern eignen sich perfekt für Schlaftypen, denen trotz frostiger

Schlafzimmertemperaturen eher warm ist und die leicht zum Schwitzen neigen.

Im Sommer haben wir die sogenannten Hundstage – wenn die Zimmertemperatur an der 30-Grad-Marke kratzt und sich auch nachts die Temperaturen nicht sonderlich verändern. Da ist jede Bettdecke zu warm, jeder Faden Stoff am Leib zu viel. Solche Nächte können wir aber schwerlich im Pool oder unter der kalten Dusche verbringen – Schlafstörungen sind vorprogrammiert. Doch auch dafür gibt es spezielle Kissen und Bettdecken aus Materialien, die kühlen. Seide, Leinen oder Baumwolle wirken kühlend, verhindern schweißtreibende Temperaturspitzen und regulieren das Bettklima optimal: Der Körper wird natürlich »gekühlt« und ein optimales Bettklima erzielt. Damit können Weckreize durch eine Überhitzung reduziert werden und Durchschlafen ist auch in heißen Sommernächten möglich. Ohne Bettdecke zu schlafen ist zwar zu Beginn der Nachtruhe empfehlenswert, aber in den frühen Morgenstunden – meistens ab zwei bis drei Uhr früh – fällt die Körpertemperatur ab und wir können aufwachen, weil uns durch die leichte Abkühlung der Nacht kalt wird und wir uns zudecken wollen. Ein unnötiger Weckreiz entsteht!

Deshalb ist es in solchen Sommernächten wichtig, eine luftige Hülle, die kühlt, zu verwenden. Auch Frauen in den Wechseljahren schätzen feine Fasern, da sie überschüssige Feuchtigkeit aufnehmen und den Stoffwechsel durch den Temperaturausgleich unterstützen.

Wichtig ist auf jeden Fall, dass Sie ausschließlich Naturmaterialien im Bett verwenden. Der Mensch gibt jede Nacht ungefähr ½ Liter (!) Flüssigkeit ab – ohne zu schwitzen. Personen, die leicht schwitzen, verlieren mehr als doppelt so viel Flüssigkeit.

Naturbettwaren sind daher nicht nur für Bergsportler, sondern auch für Schlafmützen echte Alleskönner, sie regulieren den Feuchtigkeitstransport, ohne sich feucht anzufühlen, speichern die Wärme, ohne diese zu stauen, und sorgen für ein angenehmes und hygienisches Mikroklima im Bett. Verwenden Sie bitte nur hochwertige Natur-Bettwäsche aus Bio-Baumwolle, Bio-Holzfaser, Bio-Seide oder Bio-Leinen. Achten Sie auf die natürliche Einfärbung und auf diverse Pflege-Ausrüstungen, damit Sie keine schädlichen Farbstoffe, Schwermetalle und sonstigen Schadstoffe beim Schlafen über die Haut in den Körper aufnehmen.

*Tipp*

Tauschen Sie Ihr Kopfkissen mindestens alle zwei Jahre und Ihre Matratzenauflagen und Bettdecken mindestens alle vier Jahre aus. Matratzen sollten alle sieben bis zehn Jahre ausgetauscht werden, weil sich darin unzählige »Mitbewohner« ansiedeln, die sich mit Ihnen jede Nacht das Bett teilen ...

## Kennen Sie Ihre persönliche Schlafkurve?

Nein? Dann wird es aber Zeit! Warum? Weil das objektive Empfinden des Schlafes oft nicht mit dem subjektiven übereinstimmt. Das heißt, die meisten Menschen glauben, »gut« geschlafen zu haben, aber ihre Schlafkurve zeigt etwas ganz anderes. Nämlich ein Ergebnis, das eine unzureichende Regeneration des gesamten Organismus präsentiert. Doch beginnen wir von vorne.

Das vegetative Nervensystem hat uns zwei intelligente Helferlein in den Organismus eingebaut: Sympathikus und Parasympathikus. Der Sympathikus begegnet uns bei körperlicher Anstrengung, Stress und wenn wir in Aktion sind. Dieser Impulsgeber hat uns als Steinzeitmensch bei Kampf oder Flucht gegenüber dem Säbelzahntiger geholfen. Der Parasympathikus ist der Gegenspieler, der in den Ruhephasen aktiv ist. Diese zwei unterschiedlichen Impulsgeber wirken sich auch auf den Herzschlag aus und zeigen, wie anpassungsfähig unser Herz ist. Daher sind Unregelmäßigkeiten in gewissem Maße normal, da das Herz bei der Flucht vor dem Säbelzahntiger viel schneller Blut in den Körper pumpen muss als in der Entspannungsphase, wenn wir schlafen.

*Listen to your heart.* Das Herz gibt Auskunft über unsere Gesundheit. Mit unterschiedlichen Wellenformen des EKG und der Puls- und Atemquotienten können Wach- und Schlafzustände beurteilt werden. Mit einer HRV-Messung (Herzratenvariabilitäts-Messung), die z.B. über 24 Stunden durchgeführt wird, erhält man ein genaues Abbild des gesamten Tages und der Nachtruhe. Dabei wird untersucht, wie flexibel und anpassungsfähig (= variabel) das Herz ist. Je mehr der Herzschlag variiert, umso besser ist die Anpassungsfähigkeit des Herzens an die Umwelt und auf die inneren Reize (Gedanken, Gefühle, Krankheiten). Umgekehrt gilt, je regelmäßiger das Herz schlägt, desto schlechter kann der Körper mit dem Stress umgehen.

Die Tätigkeiten der Impulsgeber Sympathikus und Parasympathikus werden in der Messung ebenso berücksichtigt. Manchmal merkt man genau, dass man unter Strom steht, z.B. wenn der Puls erhöht ist oder wenn man das Gefühl hat, »unter Strom« zu stehen und nicht abschalten zu können. Dann ist die Sympathikus-Tätigkeit auch in der Nacht sehr hoch. Dabei kann das subjektive Empfinden der Personen oftmals anders sein, als das tatsächliche Messergebnis zeigt.

Stress und Anspannung gehören zum Leben und sind bis zu einem gewissen Maß sogar lehrreich und sinnvoll. Wichtig ist jedoch, wie ausgeprägt im Vergleich dazu die Erholungsanteile sind. Ein 24-Stunden-Profil gibt über vieles Aufschluss und ist bei jedem Menschen unterschiedlich und individuell.

Je nach Profil kann eine passgenaue Zusammenstellung essentieller Mikronährstoffe, die auf den persönlichen Bedarf abgestimmt sind, die persönliche Herzratenvariabilität positiv beeinflussen. Doch auch die Reduktion von Stress und die erhöhte Regeneration im persönlichen Lebensstil in Form von einer Balancierung der Gehirnwellen über Kopfhörer reguliert das Verhältnis zwischen Sympathikus und Parasympathikus.

*Tipp*

Die 24-Stunden-HRV-(Herzratenvariabilitäts-)Messung können Sie bei sich zu Hause durchführen. Das Messgerät ist kleiner als eine Zündholzschachtel und stört Sie weder beim Schlafen noch beim Sport oder anderen Aktivitäten. Nachdem wir Ihre Messergebnisse ausgewertet haben, erhalten Sie einen genauen Bericht mit Ihrer Messanalyse und einem passgenauen Lösungsansatz für Ihre Schlaf- und Gesundheitsbedürfnisse.

## Sind Schlafmittel die Lösung?

Grundsätzlich müsste doch der gesunde Schlaf das Ziel jeder therapeutischen Behandlung sein, oder? Egal ob Heilpraktiker, Humanenergetiker, Physiotherapeut, Osteopath, Masseur, Mediziner oder andere Heilberufe – man könnte meinen, dass es für jeden Therapeuten das primäre Ziel sein müsste, bei allen Klienten vorerst für regenerativen und gesunden Schlaf zu sorgen. Schließlich ist der Schlaf bekanntlich die Basis für die Gesunderhaltung und für die Wiederherstellung der Gesundheit, oder?

Nun wird der Schlaf in der Therapie leider viel zu oft nicht ausreichend beachtet. Besonders bei älteren Menschen werden Schlafstörungen oft als »Alterserscheinungen« abgetan.

Wenn nun der Schlaf so wichtig für unsere Gesamtgesundheit ist, könnte man meinen, dass auch ein pharmazeutisches Schlafmittel eingesetzt werden könnte, um schlafen zu können und den gesundheitsbedrohlichen Folgen von Schlaflosigkeit entgegenzuwirken. Univ.-Prof. Dr. Maximilian Moser, Physiologe und Chronobiologe an der Med. Universität Graz und Leiter des *Human Research Instituts Weiz,* und Dr. Daniel Kripke, der viele Arbeiten über die Wirkungen und Nebenwirkungen von Schlafmitteln gesammelt hat, publizierten in einem Kommentar in der Fachzeitschrift Nature, dass klare Zahlen aus Studien widerlegen, dass die guten Gesundheitswirkungen des Schlafes auch bei pharmazeutischer Nachhilfe beobachtet werden konnten (Fleishman S, Insomnia: Medicalization of sleep may be needed. In Nature 2012; 491 /7425):527). Die chronische Einnahme von Schlaftabletten wurde aber in der wissenschaftlichen Literatur mit einer 50 Prozent Erhöhung der Krebsrate und Verdoppelung der Infektionsraten beobachtet.

## Prinzip III

# Achten Sie auf ein stress- und störungsfreies Schlafumfeld

Wissen Sie, was Elektrosmog ist? Oft damit in Verbindung gebracht wird Handystrahlung, doch das ist noch lange nicht alles. Das Wort setzt sich zusammen aus Elektro und smoke (englisch für Rauch) oder fog (englisch für Nebel). »Elektro« umfasst alle elektrischen Geräte, Sender, Leitungen, Oberflächen und magnetischen Materialien. Daher geht Elektrosmog nicht nur von unseren Handys aus, sondern auch von Mobilfunkanlagen, Freilandleitungen, Trafostationen, WLAN-Routern, Bluetooth-Einrichtungen, Brandmeldern, Fernsehgeräten, Babyphonen, Staubsauger-Robotern, DECT-Telefonstationen, Radaren, dem digitalen Smart-Meter (Stromzähler), Alexa, Siri oder Ähnlichem, Kinderspielzeug, Funk-Radiowecker und -Wetterstationen, Kaffee-/Waschvollautomaten mit WLAN-Zugang und modernsten Küchengeräten mit digitalen Rezeptbüchern und vielem mehr. Die Liste wird immer länger. Interessant, oder? Jetzt aber zur Kernfrage: Wie sehr belastet Elektrosmog den Menschen? Hier gilt es, einerseits das individuelle Empfinden jeder Person zu berücksichtigen. Manche Menschen können sofort sehr sensibel, beispielsweise mit Kopfschmerzen, Müdigkeit, Tinnitus oder Schlafstörungen, reagieren.

Andere hingegen spüren trotz hoher Elektrosmog-Belastung kaum etwas. Doch selbst wenn man Elektrosmog nicht mehr spürt, er ist da!

## Ungeschützt in einer Welt der Strahlen

Dazu ist es wichtig, die Zellteilung zu verstehen: Sie wurde von der Natur in den Bereich des Schlafes verlegt, während der Körper nicht beansprucht, sondern wiederhergestellt wird. Während der Zellteilung sind diese besonders empfindlich gegenüber physikalischen und chemischen Einflüssen. Die Desoxyribonukleinsäuren, das sind die als DNA bekannten Träger der Erbinformation im Zellkern, trennen sich in dieser Zeit und lösen ihre platzsparenden, spiralförmigen Eindrehungen auf. Dadurch breiten sie sich in einem relativ großen Teil der Zelle aus und sind daher nachts gegenüber elektromagnetischen Einflüssen sehr empfindlich.

Im Gegensatz zu den Tieren, wo es Strahlensucher und Strahlenflüchter gibt, hat der Mensch kein Sinnesorgan für elektromagnetische Strahlung entwickelt. Dennoch nimmt er sie wahr. Immer mehr Menschen fühlen sich von zunehmendem Elektrosmog beeinträchtigt. Die fortschreitende Technik, neue Smartphones, Tablets und Fernseher mit Smart-TV ermöglichen uns einerseits neue Dimensionen der Kommunikation und Weiterentwicklung, andererseits nimmt damit unweigerlich die Strahlenbelastung zu. Neben massiven Störungen des Wohlbefindens wie Migräne, Kribbeln in Armen oder Beinen und Unwohlsein können auch Schlafstörungen und im schlimmsten Fall Erkrankungen wie Krebs, Veränderungen des Erbguts oder Zellschädigungen die Folgen sein. Besonders Kinder reagieren immer häufiger mit Konzentrationsstörungen und Unwohlsein bei

Elektrosmogbelastung, da sie noch sensibler auf diese Felder reagieren als Erwachsene.

*Das Handy – Entwicklung von der 1. Generation 1G bis zur 5. Generation 5G:*

1G, das war die 1. Generation des Mobilfunks mit analogen Handys, die einfach nur zum Telefonieren gemacht wurden. 1980 wurde damit spekuliert, dass es bis zur Jahrtausendwende alleine in den USA 900.000 Mobilfunkanschlüsse geben würde. Tatsächlich wurden es 109 Millionen Anschlüsse in den USA – und weltweit 740 Millionen Anschlüsse!

Dank GSM-Standard wurde das Mobiltelefon digital und das »SMS« wurde erfunden. Die zwischenmenschliche Kommunikation mit zwei Daumen am Handy erfreute sich weltweit großer Beliebtheit.

Mit der 3. Generation 3G veränderte sich das Handy zu einem Computer. Mit Internet-Zugang wurde es zum Smartphone – zum scheinbar unverzichtbarsten Gut des Menschen.

Die 4. Generation 4G wurde aufgrund der Zunahme der Internet-User geboren. Mit dem zehn Mal schnelleren Mobilfunknetz LTE kann überall und jederzeit das Internet genutzt werden und es können Videos und Bilder versendet werden. Auch die explosive Zunahme der User der sozialen Medien wie Facebook, Instagram, Pinterest usw. beansprucht den Großteil des Datenvolumens. Telefongespräche und Textnachrichten machen vergleichsweise nur noch einen geringeren Anteil aus.

Nun ist bereits die 5. Generation – genannt 5G – gestartet. Die Anbindung an das Internet ist für die meisten Menschen lebenswichtig geworden. Das Smartphone ist quasi zu einem zusätzlichen Körperteil des Menschen mutiert. Ohne Internet, WhatsApp, Facebook, Instagram und Co. scheint das tägliche Leben im Alltag und Beruf, aber auch während des Urlaubs nicht mehr möglich zu sein. Deshalb schien die

Einführung des 5G-Standards notwendig und unausweichlich zu sein.

## Sicher vor Strahlung im Eigenheim

WLAN, Mobilfunk und andere strahlende, funkende und mit Strom betriebene Geräte beeinflussen lebende Organismen. Das ist seit Jahrzehnten bekannt und in vielen Studien belegt worden!

Auf den Websites von Diagnose Funk (www.diagnose-funk.org) oder der BioInitiative (www.bioinitiative.org) sind zahlreiche Studien zu finden, die dies genau untersuchten.

Auf digitale Frequenzen, wie die technisch generierte Strahlung, und deren athermische Effekte und die daraus resultierenden Felder reagiert der Körper mit Stress-Symptomen – und somit mit einer Abwehrreaktion.

Wirken diese elektromagnetischen Felder auf unseren Körper, dann wird die Zellfunktion gestört, weil die Spannung auf das Zellmembran vermindert wird. Ist diese Spannung dauerhaft im Defizit, ist die Funktion der Zelle und schlussendlich die der Organe und Organsysteme nicht mehr optimal. Wir sind leider diesen Belastungen 24 Stunden an sieben Tagen der Woche ausgesetzt.

Deshalb ist es in der heutigen Zeit, bei dieser enormen Strahlenbelastung, unbedingt erforderlich, die Familie und sich selbst im Eigenheim vor sämtlichen elektromagnetischen Feldern zu schützen. Auch geopathische Störzonen wie Wasseradern, Erdstrahlen, Gitternetze usw. gehören dazu. Auch diese können unseren Gesundheitszustand massiv negativ beeinträchtigen.

Wir haben unser Zuhause und die Praxis- und Geschäftsräume sowie alle Autos, in denen man durch die hohe elektronische Ausstattung natürlich auch sehr hohen

Strahlenbelastungen ausgesetzt ist, schon vor vielen Jahren vollständig harmonisiert. Sie werden jetzt vielleicht denken, dass die Strahlung bei Ihnen nicht so stark ist und Sie nichts gegen diese unsichtbaren Belastungen tun müssen, oder? Irrtum! Auch wenn Sie nichts davon sehen und vielleicht nichts spüren, die Strahlenbelastungen sind da. Überall! Egal, ob Sie auf einer Almhütte auf 2.000 Meter Seehöhe wohnen oder in der Stadt inmitten von unzähligen Haushalten mit WLAN-Routern & Co. Leider werden Symptome wie Müdigkeit, Antriebslosigkeit, Kopf- und Nackenschmerzen, Schwindel und viele andere, teilweise noch schwerere Beschwerden meistens nicht mit Elektrostress in Verbindung gebracht. Aber wir erhalten seit vielen Jahren immer wieder »Spontan-Genesungen« von Klientinnen und Klienten, die sich von uns ihr Eigenheim vor elektromagnetischen Feldern harmonisieren lassen haben.

Unsere Körperzellen benötigen eine gewisse Spannung innerhalb der Zelle, um unter anderem mit dem Immunsystem und dem Nervensystem kommunizieren zu können. Die künstliche Strahlung von elektromagnetischen Feldern kann diese natürliche Zellkommunikation stören. Die künstliche Strahlung kann nicht gelöscht werden, jedoch gibt es die Möglichkeit, diese Frequenzen zu harmonisieren und für den Körper verträglich zu machen.

Mit dieser einmaligen Technologie, die wir nicht nur unzähligen Privathaushalten, sondern auch vielen Hotels und Unternehmen mit zahlreichen, unglaublich positiven Resultaten empfohlen haben, können die Belastungen auf lebende Organismen reduziert werden: nachweislich und mit wissenschaftlich anerkannten Methoden untersucht und belegt. Vorbeugen ist viel einfacher als heilen. Unbelastet und stressfrei im eigenen Zuhause wohnen und schlafen ist noch weitaus besser.

## Achtung Blaulicht!

Noch vor zwei bis drei Generationen war elektrisches Licht nicht oder nur selten verfügbar. Deshalb haben unsere Vorfahren nach dem Tag-und-Nacht-Rhythmus gelebt. Sie sind mit dem Tageslicht und morgendlichem Vogelgezwitscher aufgestanden und kurz nach Sonnenuntergang wieder ins Bett gegangen. Gaslicht gab es erst ab Ende des 19. Jahrhunderts. Bis zu dieser Zeit und später am Land wurden Kerzen angezündet oder die Menschen saßen am Lagerfeuer oder am offenen Kamin zusammen. Das gelblich-rötliche Licht des Feuers schadet weder dem Organismus noch stört es unsere rhythmus-orientierte Hormonproduktion. Der Mensch wird von diesem Licht auf natürliche Weise viel schneller müde, als wenn er vergleichsweise abends auf helle Handy-, Tablet-, Computer- oder Fernsehbildschirme schaut bzw. sich in Räumen aufhält, in denen helles Licht mit Blaulicht-Effekt verwendet wird. Blaulicht hat eine Frequenz von 400 bis 480 nm (= Nanometer).

Helles Blaulicht von TV, PC, Laptop, Handys und LED-Leuchten kann erhebliche Probleme im Körper verursachen. Zusammengefasst kann Blaulicht zur kompletten Entgleisung der zeitabhängigen Rhythmen verantwortlich gemacht werden, weil Blaulicht die Nacht zum Tag macht. Durch den hellen Blaulichtanteil ist das Gehirn auch abends der Annahme, es sei Tag, und gibt aktivierende Impulse, die der Körper aber abends gar nicht mehr benötigt. Ebenso kann es die Produktion lebenswichtiger Aminosäuren, biogener Amine wie Adrenalin, Noradrenalin, Dopamin, und einiger essentieller Vitamine und Fettsäurekomponenten erheblich stören.

### Wie kann man sich vor Blaulicht schützen?

Abends, mit einsetzender Dunkelheit, beginnt der Körper Melatonin zu produzieren, ein Hormon, um für Regeneration und Schlaf zu sorgen und um die freien Radikale in Blut und Gewebe unschädlich zu machen. Wenn Sie mitten in der Nacht für weniger als eine Minute Blaulicht ausgesetzt sind, beispielsweise wenn Sie auf den Fernsehbildschirm schauen oder die Energiesparlampen im Schlafzimmer oder Bad aufdrehen, beeinträchtigt das bereits die Melatonin-Produktion. Damit werden die nächtliche Regeneration und die allgemeine Rhythmik des Körpers gestört.

*»Digital-Detox« und Licht ohne Blauanteile*

Leuchtstoffröhren, Energiesparlampen, Fernseher, Tablets, Handys und Computerbildschirme geben besonders viel Licht im Blau-Bereich ab.

Nur die guten alten Glühlampen lassen unsere Körperrhythmen unbehelligt, wenn wir sie in der Nacht einschalten, da diese eine Rot-Gelb-Färbung haben. Für Computer-Bildschirme und Handy- und Tablet-Displays gibt es spezielle Einstellungen, um die Helligkeit zu senken, und auch Apps und Filter, die ein gold-rotes Licht erzeugen und somit die Melatonin-Produktion weniger beeinträchtigen (z.B. F-Lux, iPhone-Night-Shift usw.). Auch für Fernseh-Gucker gibt es Brillen oder auch Brillen-Aufsätze für Brillenträger mit gold-roten Gläsern, die das abendliche Licht zaubern und somit den Körper auf das Schlafengehen einstimmen – und noch viel wichtiger: unser Zellsystem vor den gesundheitlichen Beeinträchtigungen durch Blaulicht schützen.

Aber für sämtliche Nutzer von Smartphone, Laptop, TV und Co. gilt – insbesondere vor dem Schlafengehen –:

Weniger ist mehr! Schützen Sie sich kurz vor Ihrem Regenerationsschlaf vor diesen digitalen Medien und vor schädlichem Blaulicht.

### *Melatonin*

Melatonin, oft »nur« als Schlafhormon bezeichnet, wird in der Zirbeldrüse aus Serotonin hergestellt und ist mitunter für die Steuerung des Tag-Nacht-Rhythmus verantwortlich.

Die Produktion von Melatonin wird jedoch durch helles (Blau-)Licht unterdrückt. Diese Erkenntnis hatte man schon in den 1990er-Jahren gewonnen. Untertags sorgt das natürliche Licht dafür, dass kein Melatonin produziert wird, da wir zu dieser Zeit frisch und munter sein sollen. Spätestens zum Eintritt der Dunkelheit beginnt der Körper mit der Produktion von Melatonin. Deshalb ist der abendliche Blaulicht-Anteil kontraproduktiv und für uns schädlich. Denn auch sehr schwaches, künstliches, Tageslicht-ähnliches Licht mit blau-grünem Anteil kann die körpereigene Rhythmik und den Schlaf empfindlich stören, wenn es zur falschen Zeit auf die Netzhaut einwirkt.

Melatonin erfüllt aber noch viele weitere, lebenswichtige Aufgaben. Neben seiner Eigenschaft, uns müde zu machen, wirkt es modulierend auf fast alle Zellprozesse, auf das Verdauungssystem, die Nierenfunktion, den Blutdruck und es besitzt einen besonderen Anti-Aging- und Gesundheitseffekt. Melatonin ist das wichtigste Antioxidans, weil es unser Körpergewebe vor freien Sauerstoffradikalen schützt, die zu einer Schädigung und vorzeitigen Alterung von Körperzellen führen können.

*Vitamin D3*

Vitamin D3 hat sich in vielen verschiedenen Studien und bei einer ganzen Reihe von Beschwerden als sehr wirksam herausgestellt. Deshalb sollte es nie zu einem Mangel an Vitamin D3 kommen, da ein Mangel funktionelle Defizite im Körper auslösen kann. Mit einer Zufuhr der ausreichend – gemäß Ihrem Laborergebnis – hohen Dosierung kann eine gute Aktivierung des Immunsystems und eine Erhöhung der Entgiftungsleistung, wie beispielsweise auch die Störungen des blauen Lichtes oder Schadstoffe aus dem Darm betreffend, angeregt werden.

## Zu viel positiv ist negativ

Feinstaub, also feinste Staubkörnchen, die tief in die Lunge eindringen und unsere Gesundheit gravierend beeinflussen: Na ja, werden Sie denken, dafür gibt es die europaweiten Grenzwerte für Feinstaub. Das ist richtig, in diesem Fall sprechen wir aber von den Feinstaubwerten in Innenräumen.

Richtig gehört! Ein bis dato komplett unterschätztes Gesundheitsrisiko – feinste Staubteilchen, die nicht sofort auf den Boden sinken, sondern in Mundhöhe in der Luft zirkulieren.

*Ihre Lungen sind kein Staubsauger!*

Damit werden die feinen Staubpartikel ungehindert über die Atemwege aufgesaugt und lagern sich in den Lungenbläschen ab. Schockierend ist die Tatsache, dass der Feinstaubwert in Innenräumen höher ist als draußen – in krassen Fällen sogar um das Fünffache! Wie kann das sein?

*Feinstaubkoller beim Fernsehen*

Ein kleiner Ausflug in die Physik bringt Licht in die Feinstaubaffäre. Ionen sind positiv oder negativ geladene Atome und Moleküle. Der Urzustand in der Natur zeigt, dass negativ geladene Ionen gegenüber den positiv geladenen überwiegen, ein Verhältnis von 60:40. Diese Teilchen sind deshalb so wichtig, weil sie unseren Organismus direkt beeinflussen, den pH-Wert von Zellen und Blut und den Sauerstoffaustausch in den Lungen regulieren. Da Ionen auch als elektrische Ladungsträger fungieren, können sich Mikroben, Geruchsteilchen und Feinstaub daran binden.

## Je feiner, desto gefährlicher

Als Feinstaub werden alle Partikel bezeichnet, deren Durchmesser kleiner als 10 Mikrometer ist. Diese Größe ist mit dem freien Auge nicht erkennbar, sondern nur unter dem Mikroskop. Alles, was größer als 10 Mikrometer ist, kann beim Einatmen von den Bronchien eingefangen werden. Problematisch sind die Kleinstpartikel, die ungehindert bis in die Alveolen (Lungenbläschen) vordringen. Dort gelangen sie direkt in die Blutbahn und lagern sich in Organen, im Gewebe oder im Gehirn ab.

*Warum überwiegen positiv geladene Ionen in Innenräumen?* Die Ursache ist Elektrosmog. Wie im vorigen Kapitel bereits erläutert, hat Elektrosmog einige bedrohliche Auswirkungen auf die menschliche Gesundheit. Die moderne Technik trägt zum Übermaß der positiven Ionen bei, diese können aufgrund des elektromagnetischen Feldes nicht auf den Boden sinken und schweben als Feinstpartikel auf einer Ebene mit unserem Atmungsorgan. Laut der amerikanischen Gesundheitsbehörde EPA gehört der Feinstaub in Innenräumen zu den fünf gesundheitsschädlichsten Umweltbedrohungen. Wie man diese Staub-Feinstpartikel samt Elektrosmog in Innenräumen reduzieren kann, lesen Sie im Kapitel über Wasseradern, Erdstrahlen, Gitternetze & Co.

## Wenn das Immunsystem überreagiert

Wenn von Feinstaub und Hausstaub die Rede ist, sind auch Allergien meist nicht weit. Besonders Hausstaubmilben machen Allergikern immer öfter das Leben schwer. Die Milbe ist zwischen 0,2 und 0,4 Millimeter groß und nistet sich am liebsten in unserem Bett ein. Dort ist es schön warm und feucht und genug zu essen gibt es auch. Unser Schlafparadies ist ein Schlaraffenland für den kleinen Plagegeist. Da sich dieser vorwiegend von unseren Hautschuppen ernährt, gehen ihm die Vorräte nie aus. Die Körperwärme und nächtliches Schwitzen sorgen für ein angenehmes Klima mit 60 % bis 80 % Luftfeuchtigkeit. Für die Hausstaubmilbe ein herrliches Milieu. Problematisch sind jedoch nicht die Milben an sich, sondern deren Exkremente. Diese enthalten Inhaltsstoffe, auf die Allergiker mit tränenden Augen und Atemnot reagieren können. Zur Beruhigung: Hausstaubmilben kommen in jeder noch so sauber geputzten Wohnung vor. Der mikroskopisch kleine Quälgeist lebt nur zwischen zwei und vier Monate, in dieser Zeit produziert er aber eifrig Babymilben, 50 Eier sind es in drei Wochen. In ihrer Lebenszeit kommt ca. das 200-Fache ihres Körpergewichts an Exkrementen zusammen. Für Allergiker empfehlen sich ein sogenanntes antiallergenes Matratzen- und Kissencover oder Natur-Bettwaren mit einer speziellen Anti-Milben-Veredelung. Damit wird der Milbenbefall gestoppt und Allergiker können wieder befreit aufatmen. Neben dieser Lösung wäre es auch empfehlenswert, sich die ganzheitliche Ursache der Allergie anzusehen. *Denn obwohl in jedem Bett Hausstaub-*

*milben wohnen, ist nicht jeder allergisch.* Immunsystem und Darmflora können einen Hinweis darauf geben.

*Zu diesem Thema reichen wir den Stab an unseren Therapeuten-Kollegen und Freund Jürgen Lueger weiter. Jürgen ist Bioenergetiker und praktiziert seit 2009 in seiner Naturheilpraxis für Bioenergetik. Er ist Entwickler der »47 Essentials« Nahrungsergänzungen und der Symbio-Biofeld-Methode (SBM) für ganzheitliche Gesundheit und ein Pionier und Forscher in vielen Fachgebieten in der ganzheitlichen Gesundheitsmedizin. Als Therapeut für Humanenergetik und Kinesiologie, Mentalcoach, zertifizierter Energietherapeut für Psychosomatische Energetik (PSE) und Holopathie unterrichtet er an der Paracelsus Heilpraktiker Schule Freilassing. Wir sind sehr stolz und dankbar, täglich in unserer Praxis das derzeit beste Therapiegerät für die langfristige Resonierung von Unverträglichkeiten und Allergien verwenden zu können, das von ihm entwickelt wurde. Jürgen Lueger wird Ihnen zeigen, wie Allergien und Unverträglichkeiten entstehen und warum es wichtig ist, diese ganzheitlich zu behandeln.*

## Allergien und Unverträglichkeiten: eine Geißel der Menschheit? – Expertenbeitrag von Jürgen Lueger

Die Schulmedizin hat bis heute keine effektive und ganzheitlich wirksame Behandlung bei Allergien und Unverträglichkeiten. Als einziges probates Mittel wird zum Verzicht geraten. So soll der Pollenallergiker sich nicht längere Zeit im Freien aufhalten oder es sollen bei sonnigem Wetter die Fenster geschlossen bleiben. Bei Nahrungsmittelunverträglichkeiten soll der Betroffene diejenigen Nahrungsmittel oder Inhaltsstoffe meiden, die die Beschwerden auslösen. Meiner Meinung nach sind Vermeiden oder Verzichten keine zufriedenstellende Lösung, da das Leben massiv eingeschränkt wird.

Die Weltgesundheitsorganisation (WHO) warnt vor Allergien als ernst zu nehmender Gefährdung für die Gesundheit mit nahezu pandemischen Ausmaßen. In Europa sind etwa 60 Millionen Menschen von Allergien und Unverträglichkeiten betroffen. In Österreich betrifft das etwa 32 % der Bevölkerung (siehe Anmerkung 1 auf Seite 105) mit steigender Tendenz.

*Was nun, liebe Allergiker?* Aufgrund der umfangreichen Erfahrung in der täglichen Arbeit mit Menschen gibt es sieben Substanzen in unserer Ernährung, die für fast alle Unverträglichkeiten und Allergien verantwortlich sind: Weizen (Gluten), Kuhmilch (Laktose), Eiklar, Eigelb, Zucker, Fruktose und Histamin.

Warum ist das so? Diese Stoffe, z.B. Gluten oder Ei, sind allgemein eher schlecht verträglich und rufen im Blut häufig nachweisbare Reaktionen hervor. Vermutlich sind wir biologisch nicht auf deren Konsum eingestellt. Die Kuhmilch ist für junge Kälber gedacht, weil es deren Muttermilch ist. Und schnell verwertbarer Industriezucker stand uns in der Evolutionsgeschichte noch nie in dieser Form und Menge zur Verfügung. Außerdem verschwinden in über 90 % der Fälle alle anderen Reaktionen, sobald wir uns in der Behandlung auf diese Allergene konzentrieren.

*Allergie oder Unverträglichkeit?* Wenn Nahrungsmittel oder deren Bestandteile vom Körper nicht toleriert werden und Beschwerden verursachen, kann es sich um eine Allergie oder eine Unverträglichkeit handeln. Diese unterscheiden sich nach ihren zugrunde liegenden Mechanismen. Eine Nahrungsmittelunverträglichkeit herrscht vor, wenn der Körper Bestandteile der Nahrung nicht richtig aufnehmen und/oder verdauen kann. Der Körper versucht, diese Bestandteile zu zersetzen, was die Symptomatik hervorruft. Ursache dafür ist oft ein Mangel an entsprechenden Enzymen, wie z. B. bei der Laktoseintoleranz.

Bei einer Nahrungsmittelallergie hingegen ist das Immunsystem involviert. Es reagiert überempfindlich auf im Grunde harmlose Lebensmittelbestandteile oder -zusatzstoffe. Es kann in Folge sowohl zu echten Allergiereaktionen als auch zu Pseudoallergien kommen. Die Symptome sind in beiden Fällen sehr ähnlich.

Wie finden wir den Auslöser heraus?

Eine einfache und sanfte Methode zur Erforschung von Allergien und Unverträglichkeiten ist die Anwendung des kinesiologischen Muskeltests. Mit der Kinesiologie ist es möglich, mit dem Unterbewusstsein bzw. der »energetischen Ladung« des Körpers zu kommunizieren. So können negative und positive Einflüsse auf den Körper getestet werden. Sind wir negativen Einflüssen ausgesetzt, kommt es kurzfristig zu einem Energieverlust im Körper.

Bei einem negativen Reiz, wie z. B. einem Allergen, auf das reagiert wird, zeigt der Körper das unmittelbar mit dem kinesiologischen Test.

Getestet werden können nicht nur Nahrungsmittelunverträglichkeiten, sondern Belastungen aller Art, wie z. B. Schwermetalle, Umweltgifte und Elektrosmog.

Nach dem Austesten geben wir die schwach getesteten Substanzen in ein stromloses bioenergetisches Resonanzgerät (Symbio Harmonizer M.E.D.) und schließen den Klienten daran an.

Nach ca. einer halben Stunde wird nachgetestet. Die Substanzen sollten dann resoniert sein und der Muskel nicht mehr schwach testen. Das dahinterliegende physikalische Prinzip nennt sich »destruktive Interferenz«. In den folgenden Wochen bietet es sich optional an, eine spezielle Harmonisierungskarte zu verwenden, die zur Optimierung von Lebensmitteln entwickelt wurde (hierbei wird alles, was verzehrt werden soll, vorher kurz auf die Karte gestellt).

Besteht die Allergie oder Unverträglichkeit schon länger, ist höchstwahrscheinlich auch eine Darmsanierung angezeigt. Was individuell notwendig ist, hängt natürlich vom Einzelfall ab.

Fazit: Allergien und Unverträglichkeitsreaktionen auf bestimmte Nahrungsmittel oder -bestandteile nehmen immer weiter zu. Viele Kinder leiden nach dem Konsum von Milch an Bauchkrämpfen oder können nicht mehr ohne gesundheitliche Auswirkungen über eine Blumenwiese laufen.

Wie bereits erwähnt: Die klassische Medizin hat dafür nur begrenzt wirksame Werkzeuge im Angebot, oftmals ist einzig der Verzicht das belastungsmildernde Mittel. Im alternativmedizinischen Bereich hingegen gibt es einige sehr spannende Ansätze, die den Betroffenen schnell Besserung bringen können. Diese Methoden sind sanft wirksam und helfen über kurz oder lang, wieder alle Lebensmittel genießen zu können.

*Quellen und Literaturhinweise*

(1) Umfrage zur Verbreitung von Allergien in Österreich nach Geschlecht und Alter 2018, veröffentlicht von Statista Research Department, 07.06.2018

Lueger, Jürgen: Die sieben Primärallergene bei Nahrungsmittelallergien und -unverträglichkeiten, Paracelsus Magazin, 01/2020

Lueger, Jürgen: Glauben Sie noch an den Weihnachtsmann? SYMBIOLIFE Verlag, Weyarn, www.symbio.life

## Wasseradern, Erdstrahlen, Gitternetze und Co.

Der Sammelbegriff für Wasseradern, Erdstrahlen und Gitternetze lautet: geopathische Störzonen. Das Wissen um natürliche Energiefelder ist an die 4.000 Jahre alt, sie wurden schon im alten China und in Ägypten erforscht. Erst 1929 erlangte dieses Wissen erste Bekanntheit. Der deutsche Naturforscher Gustav Freiherr von Pohl erkannte einen möglichen Zusammenhang zwischen geopathischen Störzonen und Krebserkrankungen. Einen signifikanten wissenschaftlichen Beleg lieferte Univ.-Prof. Dr. Gerhard W. Hacker im Jahr 2005. Aus seiner Studie geht hervor, dass Menschen auf geopathischen Störzonen gestresster reagieren als diejenigen, die sich auf neutralen Plätzen befinden. Die bekanntesten Störzonen sind Wasseradern und Erdverwerfungen.

*Warum »strahlen« Wasseradern?* Ausgangspunkt ist, dass es zwischen den Gesteinsschichten kleine und große Wasserläufe gibt. Bei Regen bilden sich Pfützen, die sich durch das nachkommende Wasser in Bewegung setzen. Der Wasserstrom muss verschiedene Erd-, Schotter- und Kiesschichten durchdringen, dabei entsteht Reibung. Die Metallionen und Metallteilchen, die im Wasser enthalten sind, erzeugen geoelektrische Phänomene – magnetische und elektrische Wechselfelder. Ähnlich verhält es sich mit Erdverwerfungen. Die Erdkruste enthält große Mengen des Minerals Quarz. Aufgrund ständiger Bewegungen der Gesteinsschichten und des Drucks werden Quarzkristalle verformt, es kommt zur elektrischen Dysbalance. Das bekannteste Beispiel für eine Erdverwerfung ist der Sankt-Andreas-Graben an der Westküste der USA. Dieser ist aufgrund starker tektonischer Plattenbewegungen entstanden. Egal ob Wasserader oder Erdverwerfung, die Dysbalance der elektrischen Teilchen hat einen energetischen Effekt, auf den unser Körper reagiert. Wie, das sehen wir uns im nächsten Kapitel an.

## Bedrohung aus der Erde?

Wie bereits im vorigen Kapitel dargelegt, nimmt der Körper den energetischen Effekt auf und reagiert darauf. Je nach Schwingungsfrequenz wird diese von Zellen, Proteinen oder Erbsubstanzen verändert. Der Mensch besitzt, ähnlich wie Bienen oder Fledermäuse, kleine magnetische Kristalle im Gehirn, um sich nach externen Magnetfeldern zu orientieren. Der deutsche Biophysiker Ludger Mersmann vom Institut für Biophysik und Medizin in Wassenach, geht davon aus, dass durch geopathische Störzonen hauptsächlich biochemische Reaktionen und oxidative Prozesse im Körper gestört werden. Unsere Zellen schwingen also mit dem natürlichen Magnetfeld der Erde in Einklang. Wenn dieses aber durch geopathische Störzonen beeinträchtigt wird, funktioniert die Kommunikation zwischen den Zellen im gesamten Organismus nicht mehr beziehungsweise wird diese Kommunikation massiv gestört. Die Beschwerden sind vielfältig und können sich durch Reizbarkeit, Unwohlsein, Schlafstörungen und vieles mehr äußern. Immer mehr chronische Erkrankungen können auf energetisch ungünstige Wohnflächen, Schlaf- oder Arbeitsplätze zurückgeführt werden.

Um die Zellkommunikation trotz geopathischer Einflüsse harmonisch zu erhalten, kann mittels einer Technologie, mit der wir seit vielen Jahren auch unsere Praxis-, Geschäfts- und Wohnräume harmonisiert haben, die gesamte Wohnfläche eines Hauses oder Unternehmens umgehend und nachweisbar neutralisiert werden. Durch ein einfaches Stecker-System in einer Steckdose im Haus, die Sie nicht regelmäßig benötigen, können negative Belastungen von niederfrequenten und hochfrequenten Feldern umgehend umgewandelt werden. Geopathische Störzonen, wie Wasseradern, Erdstrahlen, Gitternetze …, und Belastungen aus Kunststoff, Erdmagnetfeld-Verzerrungen durch Stahlbetongitter und Stahlbetonträger werden ebenfalls harmonisiert. Denn auch wenn man auf einem völlig strahlenfreien Grundstück sein Anwesen errichtet, werden beim Hausbau großteils Stahlbetongitter und -träger verwendet und im Haus Fußbodenheizungen und Ähnliches errichtet, die elektromagnetische Felder erzeugen.

Was von den meisten Menschen sofort bemerkt wird, ist, dass sich nach der Harmonisierung durch das Stecker-System das Raumklima umgehend deutlich verbessert und auch die Staubbelastungen, durch die »Entladung« der Raumluft weitaus geringer sind. Wenn die Störfaktoren eliminiert werden, kann eine deutliche Steigerung des Wohlbefindens besonders von sensiblen Personen und chronisch kranken Menschen schnell beobachtet werden.

# Prinzip IV
# Ergänzen Sie, was nicht im Essen steckt

Dazu braucht es Wirksames für einen guten Schlaf. Aminosäuren, Mineralstoffe, Spurenelemente und Vitamine sind die Bausteine für ein gesundes und langes Leben und ein Hauptaspekt für einen erholsamen Schlaf. Sie haben richtig gelesen. Wenn wir nicht ausreichend von den lebensnotwendigen Vitalstoffen in uns haben, können wir nicht gut schlafen.

Der innere Antrieb kann verschwinden, die Laune kann sich verdüstern und an Schlaf ist nicht mehr zu denken. Die wichtigsten Vitalstoffe für entspannten, guten Schlaf sehen wir uns jetzt an.

## Besser schlafen mit L-Tryptophan

Ein wahres Wundermittel gegen Schlafstörungen und ein wunderbarer Stressregulator kann die Aminosäure L-Tryptophan sein. »L-Tryptophan – besser als jedes Schlafmittel«, sagt Dr. Bravermann, der Hunderte von Patienten mit L-Tryptophan bei Einschlafstörungen behandelt hat. Die Einschlafzeit verkürzte sich daraufhin um 50 %!

Laut Untersuchungen wurden durch L-Tryptophan im Gegensatz zu chemischen Schlafmitteln die verschiedenen

Schlafphasen wie REM-Phasen und Tiefschlafphasen nicht negativ beeinflusst. Außerdem kann Tryptophan jederzeit wieder abgesetzt werden, ohne dass es zu Entzugserscheinungen und Veränderungen der Tiefschlafphasen kommt. Als Vorstufe von Serotonin und Melatonin kann die essentielle Aminosäure L-Tryptophan einen entscheidenden Einfluss auf unseren Schlaf-Wach-Rhythmus und auf unseren Gefühlshaushalt haben. Oftmals können Menschen mit einem L-Tryptophan-Mangel Probleme beim Einschlafen haben. Warum? L-Tryptophan ist die Aminosäure im Belohnungszentrum des Gehirns. Aus dieser Aminosäure stellt der Körper das Hormon des Glücks, der Ausgeglichenheit und inneren Ruhe her – Serotonin. Außerdem ist L-Tryptophan die Schlüsselsubstanz für die Herstellung des Einschlafhormons Melatonin. Die Umwandlung von L-Tryptophan in Melatonin kann jedoch nur bei einer ausreichenden Versorgung des Körpers mit Vitamin B3, B6, B12, Betain, Zink, Folsäure, Magnesium und anderen essentiellen Aminosäuren erfolgen. Ebenso lässt sich die Melatoninproduktion durch intermittierendes Fasten, das gelegentliche Weglassen von ein bis zwei Mahlzeiten täglich und die Einnahme von L-Tryptophan steigern.

Bei Stress, Angstzuständen, Schlaflosigkeit und für Menschen, die mit dem Rauchen aufhören möchten, ist eine Extraportion L-Tryptophan – begleitend zu schulmedizinischen Behandlungsmethoden – zu empfehlen. Auch aufgrund unseres oft stressigen Alltags kann eine vermehrte Zufuhr von L-Tryptophan hilfreich sein. Durch die Umwandlung von L-Tryptophan in Melatonin profitieren auch Menschen mit Reizdarm-Syndrom. Warum? Weil Melatonin den Darm beruhigt. Schichtarbeiter, deren Darmflora durch den Schlaf-Wach-Rhythmuswechsel gestört ist, leiden deshalb häufiger an Reizdarmsyndrom.

Da unser Körper L-Tryptophan nicht selbst herstellen kann und unsere Lebensmittel aufgrund von Umweltbelastungen, langen Kochvorgängen und Lagerung oder der Entfernung vitalstoffreicher Teile oft nicht mehr die täglich erforderliche Menge an L-Tryptophan enthalten, kann es hilfreich sein, Vitalstoffe zu ergänzen. Wichtig: erst messen, dann ergänzen!

L-Tryptophan ist in folgenden Lebensmitteln enthalten: Datteln, Feigen, Bananen, Käse, Cashew- und Erdnüssen, Kakao, Hühnerfleisch, Linsen, Naturreis, Sojabohnen. Wenn Sie nach einer tryptophanreichen Mahlzeit ein Stück Obst essen, heben Sie den Insulinspiegel im Blut – L-Tryptophan gelangt ins Gehirn und kann dort die Verfügbarkeit von Serotonin erhöhen.

## Entspannung mit Magnesium

Magnesium und schlafen = keine Wadenkrämpfe mehr? Stimmt. In der Schlafmedizin ist Magnesium schon lange ein wirksamer Biostoff für besseren Schlaf, denn Magnesium kann vor nächtlichen Schlafunterbrechungen aufgrund von Wadenkrämpfen schützen. Wussten Sie auch, dass Magnesium Entspannung fördert? Fällt es Ihnen schwer, vor dem Schlafen zur Ruhe zu kommen? Statt stressfrei und entspannt im Bett zu liegen, haben Sie tausend Gedanken im Kopf, was Sie noch erledigen müssen? Dann ist Magnesium hochdosiert unbedingt zu empfehlen. Es wird auch das »Salz der inneren Ruhe« genannt, ist in Kombination mit Kalzium bedeutsam für die Funktion der Herz- und Skelettmuskulatur und kann sich positiv auf Herzrhythmusstörungen auswirken, da es die glatte Muskulatur entspannt. Magnesium ist am Aufbau der Knochen und Zähne sowie am Nervensystem beteiligt und hilft, die Psyche zu entspannen. Mit Magnesium können auch Kopfschmerzen und Tinnitus positiv beeinflusst werden. Fakt ist, sind wir ruhiger und entspannter, können wir besser einschlafen. Durch die Steigerung der Durchblutung kann kalten Händen und Füßen beim Einschlafen entgegengewirkt werden.

Auch auf den Stoffwechsel wirkt sich Magnesium positiv aus, indem es 300 Enzyme aktiviert. Besonders für die Verdauung ist Magnesium wichtig. Das Mineral war früher in vielen Nahrungsmitteln – besonders in pflanzlichen – enthalten. Reich an Magnesium waren grünes Gemüse (Magnesium ist Bestandteil des grünen Blattfarbstoffes Chlorophyll) und Vollkornprodukte. Die Betonung liegt auf der Vergangenheitsform, da unsere Böden heute aufgrund von Kunstdünger und Umweltverschmutzung ausgelaugt und arm an Nährstoffen sind, so auch an Magnesium. Bisher wurde nur Leistungsportlern, Schwangeren und Menschen, die körperlich und geistig viel leisten müssen, empfohlen, Magnesium über ein qualitativ hochwertiges, bioverfügbares Nahrungsergänzungsmittel aufzunehmen. Mittlerweile weiß man, dass es Menschen gibt, die regelmäßig ihre Zusatzportion an Magnesium brauchen, um sich einfach wohler und ausgeglichener zu fühlen.

Eine Messung kann Auskunft über Ihren aktuellen Magnesiumwert geben. Ist dieser im oberen Referenzbereich, sind Entspannung und innere Ruhe garantiert.

Besonders Menschen mit Restless-Legs-Syndrom profitieren von zusätzlichen Magnesiumgaben. RLS tritt oft durch einen Mangel an Magnesium, Folsäure, Vitamin B6 und B12, Eisen, Vitamin D3 und Elektrolyten auf. Auch die Verabreichung der Aminosäure Phenylalanin, die in Dopamin umgewandelt wird, in Kombination mit den fehlenden Vitalstoffen hat sich beim Restless-Legs-Syndrom bestens bewährt.

## Schlafhilfe durch gesunde Fette

Mit einer ausreichenden Versorgung mit gesunden Fetten können die (Schlaf-)Hormone wieder in ihre natürliche Balance zurückfinden. Besonders mittelkettige Fettsäuren wirken sich optimal auf die Gesundheit des Gehirns aus und erleichtern den gesunden Schlaf. Omega-3-Fettsäuren lassen das Blut besser zirkulieren und dadurch funktioniert der Transport von Sauerstoff besser. Wir benötigen nachts ausreichend Sauerstoff, um gut schlafen zu können und um die gesamten Stoffwechselvorgänge zu aktivieren.

Viele Menschen haben besonders beim Einschlafen Probleme mit Herzrhythmusstörungen. Omega-3-Fettsäuren können hier unterstützend wirken und den Herzschlag wieder beruhigen, damit einem entspannten Schlaf nichts mehr im Wege steht.

## Proteinreich durch die Nacht

Proteine und Aminosäuren sind eine wahre Wunderwaffe für den Aufbau von Vitalität und Leistungsfähigkeit, aber auch für die notwendige Regeneration und einen tiefen, regenerativen Schlaf. Aufgrund unserer eigenen Erfahrungen und denen zahlreicher Kunden wissen wir, dass eine kohlenhydratarme Ernährung, kombiniert mit Eiweiß, Gemüse und Obst sowie Kräutern und Gewürzen, nicht nur unsere Lebensenergie erhöht, sondern auch den gesunden Schlaf fördert und Schlafstörungen reduziert.

Besonders am Abend sollten wir auf Kohlenhydrate verzichten. Wir brauchen keinen Zucker zum Schlafen. Was Vollkornbrot mit gewöhnlicher Milchschokolade zu tun hat? Beides wandelt sich in Zucker um. Es gibt einen Test mit zwei Scheiben Vollkornbrot und 1 ½ Tafeln Schokolade: Die Blutzuckerbelastung ist nach dem Verzehr ähnlich hoch (Quelle: Klaus Wührer). Leider! Probieren Sie es aus und verzichten Sie abends auf kohlenhydrathaltige Nahrungsmittel wie Brot, Nudeln, Reis, Kuchen oder Müsli. Sie werden überrascht sein, wie positiv sich abendliche Mahlzeiten ohne Kohlenhydratanteil auf einen erholsamen und guten Schlaf auswirken.

Je mehr Protein wir zu uns nehmen, desto mehr Eiweiß haben wir im Blut. Je mehr Eiweiß im Blut, desto mehr Energie haben wir. Bei Abgeschlagenheit, ständiger Müdigkeit und Antriebslosigkeit ist meistens der Eiweißspiegel im Blut zu niedrig.

Protein ist enthalten in Fleisch, Fisch, Eiern, Käse, Hülsenfrüchten (Bohnen, Kichererbsen, Linsen), Topfen und Hüttenkäse. Am Abend eignen sich besonders Proteine, die langsam und leicht verdaulich sind und dadurch die optimale Nachtruhe bestens unterstützen.

Als zusätzliche Proteinquelle empfehlen sich hochwertige Amino-Shakes auf hochwertiger Reis-, Molken- und Erbsen-Protein-Basis, die abends in Wasser oder Mandelmilch oder morgens in Schafmilch wunderbar schmecken. Als Dessert-Tipp empfehlen wir Kokosjoghurt mit Nüssen, Erdmandel-Pulver und Amino-Pulver mit Schokoladegeschmack (z.B. von 47 Essentials) oder Chiasamen in Mandelmilch eingeweicht mit Himbeer-Püree. Schmeckt köstlich, gibt Energie und hilft ausgezeichnet zu schlafen!

Wir dürfen an dieser Stelle das Wort wieder an den Experten rund ums Thema 47 essentielle Vitalstoffe Jürgen Lueger übergeben. Wir freuen uns sehr, dass uns der Entwickler der »47 Essentials« Nahrungsergänzungen und Erfinder der Symbio-Biofeld-Methode (SBM) im nachfolgenden Kapitel von seinen Forschungsergebnissen über Nahrungsergänzungen und deren Wirkung erzählt. Als Therapeut praktiziert er in seinem Institut für Bioenergetik in Salzburg täglich, wie die 47 lebensnotwendigen Vitalstoffe gemessen und richtig aufgefüllt werden müssen. An der Paracelsus Heilpraktiker Schule Freilassing lehrt er seit vielen Jahren, was die Qualität perfekter Hochleistungsvitalstoffe ausmacht. Danke, Jürgen, dass du unseren Leserinnen und Lesern diesen Einblick in die »47 essentiellen Vitalstoffe« gibst.

## Die 47 essentiellen Vitalstoffe – mehr Gesundheit durch ausreichend »Betriebsstoffe« ein Expertenbeitrag von Jürgen Lueger

Gesundheit und Krankheit beginnen auf der Zellebene. Der Körper ist nur gesund und funktioniert gut, wenn die einzelnen Zellen gut funktionieren. Dafür müssen wir unsere Zellen gesund halten und sinnvoll schützen. Jede Zelle benötigt für ihre Vitalität Sauerstoff, gesundes Wasser und ausreichend Vitalstoffe.

Insgesamt gibt es 91 Vitalstoffe, von denen 47 lebensnotwendig, also essentiell, sind. Diese müssen wir über die Ernährung zuführen, da der Körper sie nicht oder nur bedingt selbst produzieren kann. Bei diesen Mikronährstoffen handelt es sich um 13 Vitamine, 6 Mineralien, 14 Spurenelemente sowie 2 Fett- und 12 Aminosäuren.

Mikronährstoffe sind voneinander abhängig, arbeiten kongenial zusammen und sind, wenn sie in ausreichender Menge vorhanden sind, das Fundament für ein gut funktionierendes Immunsystem. Diese Mikronährstoffe dringen bis in den Zellkern vor und sorgen bereits dort für die notwendige Zellgesundheit – allerdings nur, wenn sie in guter Bio-Qualität zugeführt werden.

Ein Mangel an diesen Vitalstoffen zeigt klinisch keine eindeutigen Symptome, da der Körper versucht, einen eventuell vorhandenen Mangel zu kompensieren.

### *Einfach und effizient: messen statt glauben!*

Dank der modernen Laboruntersuchungen lässt sich die individuelle Versorgungssituation mit Mikronährstoffen einfach im Blut bestimmen. Diese Blutanalyse zeigt konkrete Werte, denn Ernährungsprotokolle oder das Zuordnen eines Vitalstoffmangels über diffuse Symptome können nur Schätzwerte oder Vermutungen liefern. Deuten die Laborwerte einen Mangel an, dann sollten die Vitalstoffe gezielt mit hochwertigen Nahrungsergänzungen aufgefüllt werden.

### *Muss man ergänzen oder reicht einfach besseres Essen aus?*

Gute und ausgewogene Ernährung soll dazu führen, dass wir alle Vitalstoffe zum Gesundbleiben bekommen. Leider können uns die heutigen Lebens- und Nahrungsmittel nicht in ausreichender Fülle mit Vitalstoffen versorgen. Das liegt daran, dass die Böden ausgelaugt sind und somit immer mehr Nährstoffe verlieren. Obst und Gemüse werden vielfach ohne Sonne gereift oder in unreifem Zustand geerntet. Die Nahrung wird haltbar gemacht und lange in Kühlhäusern gelagert. Das führt dazu, dass sehr viele Vitalstoffe verloren gehen oder generell nicht mehr vorhanden sind. Der nahezu flächendeckende Einsatz von Glyphosat wirkt sich zudem alles andere als positiv aus. Krankheitssymptome zeigen sich erst, wenn bereits viele Zellen befallen bzw. entartet sind. Davor ist die Symptomlage oftmals diffus, die Menschen fühlen sich abgeschlagen sowie antriebslos, mit psychischen und körperlichen Auswirkungen.

*Nobelpreisträger war sich sicher: Hochdosiertes Vitamin C schützt und erhält die Gesundheit*

Linus Pauling gilt als einer der bedeutendsten Wissenschaftler des 20. Jahrhunderts. Der zweifache Nobelpreisträger und Biochemiker war sich bereits Ende der 1960er-Jahre sicher, dass die hochkonzentrierte Gabe von Vitamin C für den Erhalt der Gesundheit und bei der Behandlung von Krankheiten notwendig ist. Er selbst soll viele Jahre um die 18 Gramm Vitamin C täglich (!) eingenommen haben. Bis ins hohe Alter galt er als fit und aktiv; er starb mit 93 Jahren an altersbedingtem Prostatakrebs. Seine Vitalität und sein hohes Alter führte er auf seine gesunde Lebensweise und die Vitalstoffeinnahme zurück.

*Stress ist der Vitalstoff-Killer*

Bei vielen Menschen bestimmen Stress und Hektik das Leben. Wenn wir schneller unterwegs sind, dann benötigen wir auch mehr »Treibstoff«, ähnlich wie bei einem Auto: Wenn man schneller fährt, verbraucht man mehr Benzin. Wenn unsere Mikronährstoff-Depots optimal aufgefüllt sind, kann uns der Stress nicht so viel anhaben, als wenn wir im Mangel leben.

Ein weiterer wichtiger Aspekt ist, dass jede Therapie besser wirkt, wenn alle 47 essentiellen Vitalstoffe in der Norm sind. Die Labormedizin ist dafür ein wichtiges und unverzichtbares Diagnose-Werkzeug, das wir alle nutzen sollten: für mehr Gesundheit und weniger Krankheit.

## Die 47 Vitalstoffe und ihre Funktion – Expertenbeitrag von Jürgen Lueger

Es gibt 91 Vitalstoffe, davon sind 47 lebensnotwendig und nicht ersetzbar (Vitamine, Mineralstoffe, Spurenelemente, Fette, Aminosäuren), um Energie herzustellen:

13 Vitamine, 6 Mineralien, 14 Spurenelemente, 2 Fettsäuren (Omega 6 und 3), 12 Aminosäuren

*Die 13 Vitamine:*

- Vitamin A: Augen, Schleimhäute, Haut
- Vitamin B1: Nervensystem, Kohlenhydratstoffwechsel
- Vitamin B2: Haut, Schleimhäute, Fett-, Eiweiß- und Kohlenhydratstoffwechsel
- Vitamin B3: Herz, Nervensystem, Kohlenhydrat- und Fettstoffwechsel
- Vitamin B5: Haut, Schleimhäute, Abwehr, Haarwachstum
- Vitamin B6: Nervensystem, Eiweißstoffwechsel
- Vitamin B9: Blutbildung, Wachstum, Gefäße
- Vitamin B12: Blutbildung, Nahrungsaufnahme
- Vitamin C: Abwehrkräfte, Bindegewebe, Knochen
- Vitamin D: Knochen, Zähne, Kalzium und Phosphatstoffwechsel
- Vitamin E: Haut, Zellschutz vor Umweltgiften, UV-Strahlung
- Vitamin H: Fett- und Kohlenhydratstoffwechsel, Haut, Haare, Fingernägel
- Vitamin K: Blutgerinnung, zur Herstellung bestimmter Eiweißstoffe

*Die 6 Mineralien:*

- Kalzium: Wachstum und Neubildung von Knochen und Zähnen
- Eisen: Transport von Sauerstoff, Energiegewinnung
- Kalium: Übertragung elektrischer Impulse an Nerven und Muskelzellen
- Magnesium: entzündungshemmend, krampflösend, Stresssalz
- Natrium: elektrisches Zellpotenzial für Nervenleitung, Herzrhythmus
- Kupfer: Abwehrsystem, Wundheilung, Aufbau Knochen, Haut, Haare

*Die 14 Spurenelemente:*

- Chrom: starkes Oxidationsmittel, wirkt bei erhöhtem Blutzucker
- Jod: wichtig für Schilddrüsenhormone und für den Stoffwechsel
- Mangan: wichtig für alle Körperzellen und HPU-Störung
- Molybdän: wichtig für Eisenstoffwechsel, Harn- und Enzymstoffwechsel
- Selen: allgemeiner Mangel vorhanden, aufgrund von selenarmen Böden und für die Schilddrüse
- Zink: wichtig für Haut, Eiweißstoffwechsel und Enzyme
- Nickel: Baustein für Eiweiße und für Eisenaufnahme entscheidend
- Lithium: Gehirnstoffwechsel, Stimmungslage
- Kobalt: Bestandteil von B12 und B9
- Fluorid: in homöopathischen Spuren wichtig für den Stoffwechsel
- Silizium: regeneriert Knochengewebe, Haut und Haare
- Rubidium: wichtig in der Schwangerschaft und im zentralen Nervensystem

- Vanadium: für Mineralisation der Knochen, reguliert Zuckerstoffwechsel
- Phosphor: Aufbau der Zellwände und für die Erbsubstanz mitverantwortlich

*2 Fettsäuren:*

- Omega 6: baut Zellmembranen auf, Vorläufer von Botenstoffen (Linolsäure, Gamma-Linolensäure, Arachidonsäure)
- Omega 3: Hormonaufbau, entzündungshemmend uvm. (Alpha-Linolensäure, Eicosapentensäure EPA, Docosahexensäure)

*12 Aminosäuren:*

- Arginin: wichtig für Blutdruck, Fettverbrennung und Leistungssteigerung
- Isoleucin: BCAA (= »branched chain amino acids«, verzweigtkettige Aminosäuren), Muskeleiweiß für bessere Ausdauer, Neusynthese
- Leucin: BCAA, Fettverbrennung und Eiweißaufbau im Muskel
- Valin: BCAA, Aufbau und Stärkung von Nervenbahnen uvm.
- Lysin: Virusabwehr, vor allem Herpes
- Methionin: wichtigste Krebsversicherungsaminosäure
- Phenylalanin: Kraft und Freude jeden Tag, daraus Produktion von Dopamin und Noradrenalin
- Threonin: hilft gegen Müdigkeit, baut Kollagen auf
- Tryptophan: baut Serotonin auf, hilfreich bei Depressionen

- Histidin: für lebensnotwendige Funktionen, Stärkung des Immunsystems
- Cystein: Schutz vor freien Radikalen, Anti-Aging uvm.
- Prolin: hilfreich bei Sehnen-, Muskel- und Gelenksproblemen

# PRINZIP V
# Hormone – die Schaltzentrale des Körpers ins Gleichgewicht bringen

Wie uns Wachstumshormone, Melatonin und Cortisol durch die Nacht begleiten und unseren Schlaf-Wach-Rhythmus regeln, haben Sie in den vorigen Kapiteln bereits vielfach erfahren. Es gibt jedoch weitaus mehr Hormone, die an gutem Schlaf beteiligt sind. Besonders die Zusammenarbeit der hormonproduzierenden Organe und das Zusammenspiel der Hormone zueinander sind dabei von besonderer Bedeutung. Die meisten Menschen denken beim Thema Hormone nur an die typischen weiblichen Hormone im Zusammenhang mit den Wechseljahren einer Frau. Natürlich können, durch die Hormonumstellung in dieser Zeit, Hitzewallungen und Schweißausbrüche die Nachtruhe und das Durchschlafen ordentlich beeinträchtigen. Jedoch kann auch ein Ungleichgewicht an Progesteron und den Hormonen Östradiol und Östriol zu massiven Einschlaf- und Durchschlafstörungen führen, bei der die Frau keinerlei Hitzewallungen verspürt, sondern »nur« nicht gut schlafen kann. Dabei muss man jedoch hervorheben, dass das nicht nur Frauen, sondern vielfach auch Männer betrifft, die unter einem Hormon-Ungleichgewicht leiden und deshalb nicht gut schlafen können. Auch depressive Verstimmungen und ein mentales Ungleichgewicht, das natürlich auch den Nachtschlaf gehörig beeinträchtigt, können Folge eines Hormonungleichgewichts sein, das mittels verschiedenster, natürlicher Therapieansätze wieder ins Gleichgewicht geführt werden kann. Leider wissen die wenigsten Menschen über ihren Hormonstatus Bescheid, weil es leider nicht üblich ist, diesen präventiv messen zu lassen. Dabei sinkt das Hormonlevel beim Menschen schon sehr früh. Diese hormonellen Dysbalancen werden aufgrund der heutigen veränderten Lebensumstände und Stress noch verstärkt.

Auch im *5. Prinzip Hormone* unserer Relax-Schlaf-Methode gilt: »Wer nachts gut schlafen möchte, muss bereits am Tag dafür sorgen!«

Bei Schlafstörungen nur das Schlaf-Hormon Melatonin einzunehmen, kann das Einschlafen wohl begünstigen, jedoch sollte man das grundsätzliche Ungleichgewicht im persönlichen Hormonstatus über einen speziellen Blut- und Speicheltest analysieren lassen. So werden die Schwachstellen im Hormon- und jeweiligen Organsystem erkannt, um daraus den richtigen Therapieansatz zu ermitteln.

Was Hormone genau sind, woher sie kommen, welche Auswirkungen sie auf unser gesamtes Körpersystem haben und wie Hormone auf natürliche Art und Weise wieder ins Gleichgewicht gebracht werden können, wird Ihnen im folgenden Kapitel der Hormonspezialist und internationale Speaker, Dr. Armando Farmini, in seiner »Blitzeinführung in die Hormonwelt« genau erklären. Dr. Farmini praktiziert in Salzburg in seiner Wahlarztordination für Gynäkologie, Geburtshilfe, Senologie & Bioidenter Hormontherapie. Wir sind sehr stolz, dass Herr Dr. Farmini dieses Kapitel für unser Buch geschrieben hat. In diesem Hormon-Kapitel werden Sie die wesentlichen und wichtigsten Erkenntnisse über Hormone kennenlernen, die Sie bisher vielleicht noch nicht gewusst haben, die aber essentiell für einen regenerativen und gesunden Schlaf und ein ausgeglichenes, gesundes und glückliches Leben sind.

Die Hormone sind nicht nur unsere Botenstoffe für gesunden Schlaf, sondern sie sind die Regisseure für unsere gesamten Regulationsvorgänge. Wenn diese lebensnotwendigen Vorgänge blockiert sind, dann kann auch der Schlaf nicht erholsam ablaufen.

## Eine Blitzeinführung in die Hormonwelt – Expertenbeitrag von Dr. Armando Farmini

Unser Hormonsystem ist mit der Post zu vergleichen: Die Botenstoffe bestimmen, ob wir schnell oder langsam altern, wie gut unsere Organe funktionieren und welche Beziehungen wir zu unseren Mitmenschen haben. Doch was, wenn die Post streikt?

Als Spezialist für die bioidente Hormontherapie und als internationaler Speaker ist es mein Bestreben, jedem die Grundlagen zum Hormonverständnis, ihrer möglichen Risiken und ihre regulierende Wirkung nahezubringen, da sie ein »Eye-Opener« für unseren Alltag, im Arbeitsleben sowie in der Familie sein können. Unser Hormonspiegel kann für unsere Erfolge oder Misserfolge im Leben, für unsere Familienplanung oder für die Stabilität unserer Ehe eine entscheidende Rolle spielen.

Unser Hormonlevel sinkt bereits ab dem 27. Lebensjahr. Durch unseren Lebensstil können wir die Produktion und das Gleichgewicht unserer Botenstoffe stärken. Hormonelle Verhütungsmittel wie die Antibabypille, ungesunde Lebensgewohnheiten, Umwelteinflüsse (Handy- und WLAN-Strahlung, Pestizide, Wasser- und Luftverschmutzung) und hormonell wirksame Stoffe in Kosmetika laugen unsere Hormonspeicher dagegen aus. Im modernen Alltag, in dem 48 Prozent der Frauen hormonell verhüten, Überstunden zum guten Ton gehören, der Schlaf zu kurz kommt und viele

Nahrungsmittel mehr Füll- als Nährstoffe enthalten, sind optimale Hormonwerte eher die Ausnahme als die Regel.

## Was sind Hormone?

Die Welt der Hormone kann sehr verwirrend sein. Künstliche und bioidente Hormone werden selbst in Studien oft in einen Topf geworfen, und wenn die künstlichen Hormone Schäden verursachen oder Risiken für Erkrankungen erhöhen, dann glaubt man, das beträfe auch bioidente, also körpereigene Hormone.

Was stellen sich die meisten Menschen vor, die das Wort Hormone hören? Schwangerschaft? Menopause? Bodybuilding oder Antibabypille? In Wahrheit sind Hormone Substanzen, die unser Körper produziert und die sehr wichtige und verantwortungsvolle Aufgaben und Wirkungen in all unseren Organen haben.

Synthetische Hormone, wie wir sie in den diversen Verhütungsmitteln finden, z. B. Antibabypille, Nuvaring, Hormonspirale, Implanon, sind zu Recht in Verruf geraten. Sie weichen stark von der menschlichen Hormonstruktur ab, so kann sie unser Körper nicht richtig verwerten und unsere körpereigene Hormonproduktion wird reduziert und laut Studien wird das Brustkrebsrisiko erhöht.

Nach meiner jahrelangen Beobachtung der Speicheltestergebnisse ist die Hormonproduktion nach Einnahme solcher Verhütungsmittel sogar irreversibel geschädigt.

Synthetische Präparate dienen daher zur reinen Symptomunterdrückung (z. B. bei Akne, Regelschmerzen), die Ursache beheben sie nicht. Auch birgt die langfristige Einnahme Risiken wie Libidoverlust, Haarausfall, Depressionen, Schlafstörungen, Zysten, Myome, unerfüllter Kinderwunsch, Thrombosen und sogar Krebs.

Wenn man sich mit diesem Thema beschäftigt, erfährt man schnell, dass die meisten Substanzen, die als Hormone verkauft werden, gar keine sind. Hier sind einige Beispiele:

## Die Antibabypille

Es gibt drei Sorten von Antibabypillen, deren Wirkstoffe wie folgt sind:

1. ein nicht bioidentes Estradiol mit einem nicht bioidenten Progesteron
2. ein bioidentes Estradiol mit einem nicht naturidenten Progesteron und
3. nicht bioidentes Progesteron

Das bedeutet, dass man in keinem Fall 100%ig bioidente Hormone einnimmt.

## Cortison

Cortison ist ein häufig verschriebenes Medikament, welches insbesondere bei Hauterkrankungen eingesetzt wird. Cortison ist ein bioidentes Hormon, das wir aus dem Cortisol produzieren. Aber wenn man die Packungsbeilage liest, handelt es sich nur um ein nicht bioidentes Cortison, zum Beispiel Dexametason oder Prednisolon.

## Hormone – ein reines Frauenproblem?

In den Medien, Zeitschriften und sogar Büchern kann man immer wieder von männlichen und weiblichen Hormonen lesen.

Dabei produzieren Männer wie Frauen die gleichen Hormone und das fast in den gleichen Mengen. Man muss sich vor Augen halten, dass der Mann aus dem Mutterleib kommt, warum sollte sich das Hormonsystem des Sohnes von dem der Mutter unterscheiden? Denn das Geschlecht entscheidet nicht das Hormonsystem, sondern unsere Genetik.

Hormone sind übertragbare Botenstoffe, die unter anderem unsere Attraktivität sowie unsere Partnerwahl beeinflussen.

So übertragen wir einander bei jedem Kuss wie auch beim Geschlechtsverkehr diese Botenstoffe. Haben wir also aufgrund der Antibabypille ein unterdrücktes Hormonsystem, wird das bei jedem Kontakt der Schleimhäute mit dem Partner übertragen. Pärchen, die zu mir in die Praxis für eine bioidente Hormontherapie kommen, haben ein sehr ähnliches Speicheltestergebnis. So kann man verstehen, warum es plötzlich einen Boom von Burnout-erkrankten Männern in ihren 30ern gibt. Die übertragenen nicht bioidenten Hormone haben sie sozusagen in ihrer jugendlichen Kraft gebremst.

## Welche Beschwerden und Symptome treten bei einem Hormondefizit auf?

Ein ausgeglichener Hormonhaushalt ist der Grundstein für eine gute Lebensqualität bis ins hohe Alter. Nur wenn das Gleichgewicht stimmt, bleiben Körper und Geist langfristig fit und vital.

Die Anzeichen für eine hormonelle Dysbalance sind unspezifisch: Sie reichen von Gereiztheit über Burnout und Depressionen bis hin zu Akne, Haarausfall, Hashimoto, Tinnitus, Migräne, Endometriose, PMS, unerfülltem Kinderwunsch, postnatalen Depressionen, Neurodermitis, oberflächlichem Schlaf, Potenzverlust und Krebs.

Ein hormonelles Defizit bewirkt, dass unsere Organe nicht optimal funktionieren: Darmträgheit, ein schwaches Gedächtnis, Stimmungsschwankungen, Energielosigkeit, trockene Haut, Gelenk- und Muskelschmerzen, zu niedriger oder zu hoher Blutdruck und ein immer schwächer werdendes Immunsystem.

Es können nicht nur einfache Symptome auftreten, sondern auch Erkrankungen. Umseitig finden Sie finden diese Tabelle 1.

*Tabelle 1 – Symptome und Erkrankungsrisiko im Bezug auf das Hormondefizit*

| Hormondefizit | Symptome | Erkrankungsrisiko |
|---|---|---|
| Estradiol | Hitzewallungen<br>Hautalterung<br>Gedächtnisstörung | Bluthochdruck<br>Osteoporose<br>Demenz |
| Estriol | Trockene Augen<br>Gelenkschmerzen | Tinnitus<br>Arthrose<br>Brustkrebs |
| Progesteron | Reizbarkeit<br>Innere Unruhe<br>Schlafstörung<br>Brustschmerzen | Depression<br>Prämenstruelles Syndrom<br>Dichte Brustdrüse<br>Brustkrebs |
| DHEA | Antriebslosigkeit<br>Libidomangel | Osteoporose<br>Demenz |
| Cortisol | Antriebslosigkeit<br>Feuchte Hände<br>Schlafstörung | Burn-out<br>Niedriger Blutdruck<br>Entzündungen |
| Melatonin | Oberflächlicher Schlaf | Krebs<br>Thrombose |
| Testosteron | Dünne Muskeln<br>Unsicherheit | Herzinfarkt<br>Demenz<br>Osteoporose |
| Schilddrüsenhormon T3 | Konzentrationsprobleme<br>Niedriger Puls<br>Energiemangel<br>Schlafstörung | Demenz<br>Osteoporose<br>Krebs<br>Thrombose |
| Vitamin D | Infektanfälligkeit<br>Muskelschwäche | Osteoporose<br>Infektionen<br>Krebs |

## Welche Zeichen sind bei einem hormonellen Defizit zu erkennen?

Wenn man mit der Hormondiagnostik vertraut ist, erkennt man einige Probleme nicht nur an den vom Patienten geschilderten Symptomen, sondern auch an gewissen Merkmalen, wie beispielsweise im Gesicht des Patienten.

*Die Schilddrüsenunterfunktion*

Nicht ohne Grund wird die Schilddrüse als »innerer Motor« bezeichnet: Sie verleiht uns Antrieb, Kraft und Willensstärke. Ist unsere Schilddrüse gesund und produziert genügend Schilddrüsenhormone, treten wir dem Alltag gelassen entgegen. Unsere Gedanken sind klar und fokussiert, nichts bringt uns aus der Ruhe.

Eine Fehlfunktion der Schilddrüse kann hingegen gravierende Auswirkungen auf unsere Lebensqualität haben: Chronische Müdigkeit, mangelnde Ambitionen, Übergewicht, Nervosität und Depressionen und vor allem Unkonzentriertheit sind nur einige Beispiele. Äußerlich sind Augenliderschwellungen, der Verlust des äußeren Drittels der Augenbrauen und diffuser Haarausfall deutliche Zeichen einer Hypothyreose. Aus der Praxis ist die Unkonzentriertheit bereits bei unvollständig ausgefüllten Aufnahmebögen zu erkennen, die Fragen werden nicht gezielt beantwortet oder die Stimme ist kraftlos.

Nach spätestens einem Jahr Therapie mit bioidenten Hormonen merken meine Assistentinnen bereits am Telefon anhand der kräftig und selbstbewusst klingenden Stimme, dass die Therapie angeschlagen hat.

Das macht mir dann immer sehr viel Freude, denn es beweist, dass viele negative Eigenschaften nicht unbedingt unseren Charakter darstellen. Der »Motor« musste einfach mal wieder geölt und verstärkt werden. Das ist ein wichtiger Punkt, der bei diesem Verständnis unsere Gesellschaft rücksichtsvoller machen könnte.

*Das Progesterondefizit*

Die mangelnde Produktion von Progesteron sieht man sofort an den Augen, denn sie glänzen nicht. Meistens ist die erste Rückmeldung von Patientinnen und Patienten, die ich im Therapieverlauf zu hören bekomme, dass sie von Freunden gefragt werden, warum sie plötzlich so strahlen und jünger aussehen.

Progesteron ist der Barometer für die Entspannung. Wenn die Stirn regelmäßig in Anspannung und Anstrengung gerunzelt ist, kann man einen Progesteronmangel erahnen.

## Wie misst man Hormone?

Man kann Hormone im Blut, im Speichel und im Urin messen. Im Blut kann man fast nur den gebundenen Anteil, den nicht wirksamen, nachweisen, während man im Speichel und Urin nur den ungebundenen, sowie im Urin den ungebundenen und auch viele weitere Umwandlungsprodukte messen kann.

Man kann sich das so vorstellen: Hormone benötigen ein Taxi zur Zelle, das Protein, und bewegen sich nur über dieses zur Zelle. Im Taxi sitzend, sind sie sozusagen gebunden. Erst wenn sie in der Zelle wirken, nennt man sie ungebunden. Das heißt, außerhalb der Zelle sind sie gebunden und innerhalb der Zelle ungebunden.

Die ungebundenen Hormone zu messen, ist somit interessanter und aussagekräftiger für eine Therapie.

Im Laufe einer Therapie ist für viele Hormone die Messung über Blut nicht zufriedenstellend, denn man kann die gewünschten Anstiege, entsprechend dem verbesserten Wohlbefinden, nicht vermerken.

Wichtig zu bedenken ist, dass die Werte nicht mit den Normbereichen (die vom Labor angegeben werden), sondern mit den optimalen Bereichen verglichen werden müssen.

Die Definition des Normbereichs lautet: 95 % der Bevölkerung ohne bekannte Erkrankungen, die im Labor untersucht wurden. Daher handelt es sich um eine grobe Durchschnittsauswertung.

Die Definition des Optimalbereichs: eine Darstellung der gesunden Bevölkerung und somit Zielwerte bei einer Therapie.

*Tabelle 3 – Wann werden Hormone gemessen*[a)]

| | Männer/Frauen ohne Zyklus | Frauen |
|---|---|---|
| Blut | An einem beliebigen Tag | An einem Tag zwischen dem 18. und dem 23. Zyklustag[b)] |
| Speichel | An einem beliebigen Tag | An einem Tag zwischen dem 18. und dem 23. Zyklustag[b)] |
| Urin[c)] | An einem beliebigen Tag | An einem Tag zwischen dem 18. und dem 23. Zyklustag[b)] |

a) Wenn man täglich Hormone einnimmt, muss man sie zuletzt am Tag VOR der Messung wie gewohnt einnehmen.
b) Auch wenn der Zyklus unregelmäßig ist und zum Beispiel vor dem Test erneut eintritt.
c) Morgenurin (der Urin von der Nacht sollte auch gesammelt werden) oder 24-Stunden-Urin.

## Bioidente Hormone – BHT

Bioidente Hormone werden aus der südamerikanischen Yamswurzel gewonnen und im Labor der menschlichen Hormonstruktur 1:1 nachgeahmt. Mit anderen Worten: Der chemische Code körpereigener und bioidenter Hormone ist identisch. Dadurch weiß der Körper sofort, wie er bioidente Hormone richtig einsetzen und in weitere Botenstoffe umwandeln kann. Die Anwendung bioidenter Hormone ist somit völlig frei von Nebenwirkungen – vorausgesetzt, sie erfolgt kontrolliert und ausbalanciert. Die professionelle Betreuung durch einen erfahrenen Hormonspezialisten ist daher der Grundpfeiler einer gut durchgeführten BHT. Dazu zählen das ausführliche Anamnesegespräch, die wissenschaftlich fundierte Hormonwertmessung im Speichel, ein Bluttest sowie regelmäßige Kontrolluntersuchungen.

*Was macht eine bioidente Hormontherapie erfolgreich?*

Wenn man eine bioidente Hormontherapie beginnt, muss man bedenken, dass es sich nicht um Medikamente handelt, die einen Prozess schnell blockieren, sondern um eine Aktivierung eines großen Systems mit wiederum weiteren Aktivierungen, Blockaden, Balancierungen und Umwandlungen.

Das kann Zeit beanspruchen, bedarf regelmäßiger Hormonkontrollen und oft auch Anpassungen der Dosierung. Hierbei ist insbesondere das hormonelle Gleichgewicht das A und O. Denn die Umwandlung der Hormone kann leicht ein hormonelles Ungleichgewicht bewirken. Beispielsweise ist es nicht ratsam, das Testosteron ausschließlich zu verschreiben, da es ohne die fehlende Balance mit Progesteron in das Estradiol fortentwickelt wird, welches wiederum unbalanciert zu einer Östrogendominanz führen kann. In Fitnessstudios sind Testosteronspritzen leider eine beliebte Aufputschung der Muskelkraft, welche jedoch eine vergrößerte Prostata, eine Hodenverkleinerung, eine Brustvergrößerung und eine erhöhte Aggression zur Folge haben können.

### *Hormonspeicher dank bioidenter Hormone wieder auffüllen*

Je weiter unser Hormonspiegel mit zunehmendem Alter absinkt, desto schlechter funktionieren unsere Organe, desto älter sehen wir aus – und desto älter fühlen wir uns. Der Feuchtigkeitsspeicher unserer Zellen und Gelenke wird immer knapper – wir vertrocknen sprichwörtlich von innen, da helfen auch Anti-Aging-Cremes nur noch bedingt. An unserem größten Organ, der Haut, macht sich dies z.B. in Form von Falten und trockenen Schleimhäuten bemerkbar. Zudem verändert sich unser Körpergeruch. So ist der gefürchtete »Altersheimgeruch« in Wahrheit nur ein weiteres Indiz für sehr niedrige Hormonwerte. Diesen Geruch können Parfums kaum überdecken.

Der Umkehrschluss: Eine gut durchgeführte BHT kann den Feuchtigkeitshaushalt unserer Zellen und Gelenke sowie unseren Hormonhaushalt regulieren und die Funktion unserer Organe optimieren. So lässt sich der natürliche Alterungsprozess deutlich verlangsamen und die Patienten und Patientinnen fühlen sich fitter, jünger und vitaler.

Menschen wieder natürlich ins Gleichgewicht zu bringen, ist auch noch nach so vielen Jahren als Arzt immer wieder eine Freude für mich.

So möchte ich zum Schluss diese Freude in zwei kurzen Beispielen aus meiner Praxis mit Ihnen teilen:

Maria, 54, hatte schwere Depressionen, nachdem sie ein hartes Leben als alleinerziehende Mutter von zwei Kindern hatte. Begleitet von Arbeit bis zum Umfallen, mit sporadischer familiärer Unterstützung, hielt sie tapfer durch. Doch mit dem Wechsel haben sich die Depressionen verschlimmert, es kamen Gelenkschmerzen dazu und Hitzewallungen machten ihren Alltag zur Dusch- und Kleiderwechselpartie, welche ihre Schlafstörungen bis zum völligen Burnout förderten.

Sie machte einen Blut- und Speicheltest, die Werte waren deutlich und übersetzten ihren Zustand in Zahlen.

Nach bereits drei Monaten maßgeschneiderter Anwendung von bioidenten Hormonen konnte sie wieder schlafen und musste sich nicht mehr mit Hitzewallungen plagen. Sie wurde langsam wieder zu dem Menschen, den sie von früher kannte. Maria hatte wieder Kraft zum Leben und konnte ihre Pension als »zweites Leben genießen.«

Elisabeth, 32, stand kurz vor einer Operation der Gebärmutter, welche ihr den Kinderwunsch für immer verwehrt hätte. Sie litt an starker Endometriose, Zysten in der Brust und Haarausfall. In der Anamnese kommen Symptome selten im Alleingang vor, es handelt sich meist um eine ganze Gruppe an Leiden.

Elisabeth wollte noch eine Zweitmeinung, bevor sie diesen Einbahnweg gehen würde. So entschloss sie sich zur bioidenten Hormontherapie, »da ihr eine Operation ja nicht weglaufen würde.«

Nach sechs Monaten Therapie hatten sich ihre Werte bereits sehr schön entwickelt. Diese Entwicklung spiegelte sich nicht nur in den Zahlen wider, sondern sie hatte keine Schmerzen mehr bei der Regelblutung, ihre Haare wurden wieder fester, sie war viel ausgelassener und glücklicher. Die Operation musste sie dann nicht mehr machen. Heute ist sie glückliche Mutter von einem Sohn.

Vielen Dank, Herr Dr. Farmini, für Ihre interessante Einführung in die Welt der Hormone!

Nun wissen wir, dass die Hormone auch unter den wichtigsten Faktoren für einen gesunden Schlaf sind. Die Hormonwelt ist sehr komplex und langfristig. Durch die vielen Verbindungen der Hormone mit allen Körperfunktionen und Organen ist es wichtig und wesentlich, unbedingt quervernetzt zu denken. Greift man mit externen Faktoren, wie z. B. Umwelteinflüssen oder elektromagnetischer Strahlung von Handy, WLAN & Co., oder internen Faktoren, wie z. B. Stress oder künstlichen Hormontherapien und Empfängnisverhütungsmitteln, in den Hormonstoffwechsel ein, so wird das Hormonsystem auf Dauer geschädigt. Die Langzeitfolgen, wie z. B. zunehmende Ein- und Durchschlafprobleme, Depressionen uvm., werden dann meistens nicht mehr damit in Verbindung gebracht, weil man der Meinung ist, dass der Körper diese Einflüsse und »ungesunden Hormone« längst beseitigt hat. Wie Dr. Farmini erklärt hat, ist das leider nicht der Fall. Die Schäden sind meistens irreparabel und können nur mit der richtigen bioidenten Hormontherapie gelöst werden.

Auch das Thema Burn-out erscheint in einem ganz anderen Licht, wenn man weiß, dass Burnout keinesfalls ein schlichtes Stress-Thema ist, sondern immer ein Ungleichgewicht des Hormonspiegels, das mit einem massiven Vitalstoffdefizit zu beobachten ist. Durch die Stresshormone werden die anderen Hormone wie die Östrogene, das Progesteron und Testosteron in die Knie gezwungen und diese Hormonmängel äußern sich oft mit starken Symptomen. Vielen unserer Klienten konnte auf Basis dieser Erkenntnisse schnell und auf ursächlichem Weg geholfen werden und die typischen Burn-out-Symptome wie mentale Verstimmungen, Schlafstörungen, Herzrasen, Müdigkeit und Leistungsschwäche ausbalanciert werden. So kann man oft wirklich bereits im Gesicht eines Menschen eine gewisse Symptomatik und seine Blockaden im Organbereich oder Hormongeschehen erkennen. Diverse Anspannungen, Stress, Müdigkeit und Antriebsschwäche sind durch bestimmte Faltenbildungen und Verfärbungen im Gesicht gut sichtbar. Deshalb ist ein angespannter Gesichtsausdruck mit einer gerunzelten Stirn, wie Dr. Farmini beschreibt, nicht immer ein Zeichen negativer Emotionen, sondern oft »nur« ein Progesteronmangel. Das ist gut zu wissen, denn mit dieser Erkenntnis kann man künftig viel verständnisvoller und gelassener mit solchen Personen umgehen.

Sie sehen, ein ausgeglichener Hormonhaushalt ist nicht nur wesentlich für den guten Schlaf, sondern auch für unsere gesamten körperlichen Funktionskreisläufe und unser Aussehen und kann sich auch positiv auf viele Lebensbereiche auswirken.

Mit diesem Wissen über Hormone, die essentiellen Vitalstoffe, den idealen Schlafplatz mit einem störungsfreien Umfeld, das richtige Bett inkl. idealer Bettmaterialien und eine ganzheitliche (Zell-)Gesundheit steht nun einem regenerativen und gesunden Schlaf wirklich nichts mehr im Wege!

Wir möchten Ihnen mit diesem Buch einige Schlafempfehlungen auf eine besonders ganzheitliche Art und Weise geben, weil wir wissen, dass sie funktionieren!

In diesem Sinn wünschen wir Ihnen erholsame Nächte und eine gute, stabile Gesundheit!

*Astrid* und *Marina Sallaberger*

# Anhang

## Dankesworte

Wir möchten Danke sagen!

Ein Buch zu schreiben ist nicht immer ganz einfach. Nicht nur für die Autorinnen selbst, sondern auch für deren Umfeld. Von gelegentlichen Unmutsbekundungen aufgrund von Ungeduld und Selbstzweifel bis hin zu nervlicher Anspannung war alles dabei. Am schönsten sind für uns die Momente des Hochgefühls gewesen. Mit einer tröstlichen Tasse Cappuccino in den Händen und wissend, dass wir endlich etwas Eigenes erschaffen haben. Mit diesem komprimierten Wissen anderen etwas zurückgeben und zu mehr Gesundheit und richtig gutem Schlaf verhelfen können. Das Glücksgefühl, wenn man plötzlich merkt, wie aus diversen Ideen, groben Aufzeichnungen und unzähligen Word-Dokumenten ein Skript und schlussendlich ein Buch wird. Wenn unsere Freunde und Experten aus diversen Fach- und Forschungsgebieten ihre Unterstützung zusagen und unserem Buch den letzten Schliff geben. Da wussten wir, dass sich das alles gelohnt hat.

Großer Dank gilt daher unserer Familie, besonders Peter Sallaberger, Ehemann von Astrid und Vater von Marina Sallaberger, der in der Welt des Schlafes zuhause ist und unseren Kunden täglich die praktische Ausführung des regenerativen und richtigen Schlafens erklärt. Auch an unseren Junior Peter, der uns aus therapeutischer Sicht mit kritischen Fragen die richtigen Denkanstöße gab und uns mit vielen neuen Ideen versorgte. Familienkater Felix, der als schnurrendes Fellknäuel immer wieder für Entspannung sorgte, wenn wir die Nerven wegzuschmeißen drohten.

Und natürlich ein großer Dank an all die fleißigen Helfer des Goldegg-Verlags. Ohne euch würden wir dieses Buch nicht in den Händen halten. Dank eurer großartigen Unterstützung auch in Corona-Zeiten konnten wir unser Buch-Projekt endlich realisieren, dafür sind wir euch sehr dankbar.

Abschließend möchten wir uns auch bei unseren Kunden und Kundinnen bedanken, die wichtige Erkenntnisse geliefert haben und uns immer wieder dazu motiviert haben, ein Buch zum Thema Schlafen zu verfassen.

You are the best!

# Literatur- und Quellenangaben

Agriculture Science, 2015 6, 42-70 published Online January 2015 in SCIRES www.scirp.org/ournal/as – Aus: Aluminium and glyphosate can Synergistically Induce Pineal Gland Pathology).

Annals of Internal Medicine (2010): Insufficient sleep, diet and obesity. Online unter: www.annals.org.

Appelt, Christian/Hefel, Andreas (2017): Die Salusmed Tools. Die Grundlage für ein gesundes Leben. Kreuzlingen: SfGU Stiftung für Gesundheit und Umwelt.

Appelt Christian (2010): Die Bio12Code-Medizin, 10. Auflage, Books on demand.

Bailey, Regina (2017): Learn about the function of the Pineal Gland. Online unter: http://www.thoughtco.com/pineal-gland-anatomy-373225 (Februar 2017).

Bioinitiative, www.bioinitiative.org.

Chronobiologie: Aus dem Takt geratener circadianer Rhtythmus und Neueinstellung unserer inneren Uhr. Online unter: https://www.chronobiology.com/de/aus-dem-takt-geratener-circadianer-rhythmus-und-neueinstellung-unserer-inneren-uhren.

Deutsche Gesellschaft für Schlafforschung und Schlafmedizin (2011): Ein- und Durchschlafstörungen. Online unter: http://www.dgsm.de/downloads/patienteninformationen/ratgeber/DGSM %20Ratgeber %202015/Ein- %20und %20Durchschlafst %C3 %B6rungen %20DIN %20A4 %20- %20PFADE.pdf.

Diagnose – Funk – Umwelt – und Verbraucherorganisation zum Schutz vor elektromagnetischer Strahlung e. V. Online unter: www.diagnose-funk.org.

Edinger, Enrico (2019): Zirbeldrüse in Gefahr. Verlag für Lebensenergie: Berlin.

Enders, Giulia (2017): Darm mit Charme. Alles über ein unterschätztes Organ. Berlin: Ullstein Verlag.

Engelmann, Wolfgang (2001): Rhythmen des Lebens. Eine Einführung anhand ausgewählter Themen und Beispiele. Tübingen: Universität Tübingen. Online unter: http://www.chronobiology.ch/wp-content/uploads/2013/05/rhythmen-des-lebens.pdf.

Furter, Linda Martina (2010): Geopathische Störzonen und ihre Auswirkungen auf die Gesundheit von Milchkühen. Unveröffentlichte Dissertation zur Erlangung der Doktorwürde. Zürich: Universität Zürich.

Fritsch, Tilman (2016): Der Mund als Ort der Heilung: Akute und chronische Erkrankungen ganzheitlich behandeln. Die revolutionäre NAM-Zahnheilkunde. München: Irisiana, Verlagsgruppe Random House GmbH.

Diana Henz (2019): Selective stimulation of EEG theta, alpha, and beta activity by a frequency-based therapeutical approach. Psychophysiology, SI, S43.

Hefel Textil – Bettwaren-Fibel – Broschüre, www.hefel.com

Hirshkowitz, Max et al. (2014): National Sleep Foundation's sleep time duration recommendations: methodology and results summary. In: Sleep health. Journal of the national sleep foundation. Nr. 1, S. 40-43.

Kruse, Jack (2018): Online unter: JackKruse.com, Nourish Vermont.

Lechner Dr., www.dr.-lechner.de; Ganzheitliche Zahnmedizin München.

Lingen, Jan (o.J.): Online unter: https://www.muskel-und_gelenkschmerzen.de.

Lueger, Jürgen (2019): Die Salzburgerin Oktober/November 2019, Criticus: Strahlende Zukunft dank 5G?! Warum die neue Generation des Mobilfunks schlecht für uns ist. Seite 10.

Lueger, Jürgen (2016): Co.med September 2016. Elektrosmog: Unsichtbar und gefährlich! Wie und warum schützen vor Handy & Co., S 32–35.

Lueger, Jürgen (2017): Die Salzburgerin Juni 2017, Geopathie: Die unterschätzte Gefahr. S 73.

Lueger, Jürgen (2015): Paracelsus Magazin Ausgabe 05/2015, S. 14–16.

Lueger, Jürgen (2015): Glauben Sie noch an den Weihnachtsmann? Wenn nicht, dann lesen Sie dieses Buch und nehmen Sie Ihre Gesundheit jetzt selbst in die Hand! Weyarn: Symbiolife Verlag.

Malzl, Hans L.: Proschlaf Salzburg/Das Gesundheitshaus, Salzburg,–Schallmoos/Schlafoptimal/Salzburger Matratzenerzeugung, Hallwang.

Moser, Maximilian (2017): Vom richtigen Umgang mit der Zeit. Die heilende Kraft der Chronobiologie. Berlin: Ullstein Verlag.

Moser, Maximilian (2015): Das Geheimnis der Zirbe. Gesund im Schlaf. Wals: Servus bei Benevento Publishing.

Ratgeber Gesundheit (2002): Kampf den Milben. ÖKO-TEST-Sonderdruck.

Rofima Greenfirst (o.J): Hausstaubmilben – ein Problem für Allergiker. Brochure.

Sanders (o.J.): Millionen Menschen leiden unter Hausstaubmilben-Allergie. Brochure.

Strunz, Ulrich (2015): Warum macht die Nudel dumm? Leichter, klüger, besser drauf: No carb und das Geheimnis wacher Intelligenz. München: Wilhelm Heyne Verlag.

Strunz, Ulrich (2017): Neue Wege der Heilung. Gesundheit geschieht von innen. Erfolge der Molekular-Medizin. 2. Aufl. München: Heyne Verlag.

Strunz, Ulrich (2018): Das Schlaf Gut Buch. Heyne Verlag: München.

Symbio Harmonizer: Elektrosmog. Gibt's den wirklich? www.symbio-harmonizer.com.

Techniker Krankenkasse, www.tk-online.de.

Unterwood, Emily (2013): Sleep. The Ultimate Brainwasher? Online unter: www.sciencemag.org.

Wu YH, Swaab DF (2005): The human pineal gland and melatonin in aging and Alzheimer's disease. In: Pineal Res. April; 38 (3).

## Kooperationen

Dr. Armando Farmini
Wahlarztordination
Gynäkologie & Geburtshilfe
Senologie & Bioidente Hormontherapie
Ernest-Thunstr. 12 am Max-Ott-Platz
5020 Salzburg
office@drfarmini.com
www.drfarmini.com

Dr. phil. Dipl.-Psych. Diana Henz
Johannes-Gutenberg-Universität Mainz
Institut für Sportwissenschaft
Abteilung Trainings- und Bewegungswissenschaft
D-55099 Mainz

BIOENERGETIC Jürgen Lueger
Otto-Holzbauer-Straße 1–3
5020 Salzburg, Österreich
office@j-lueger.com
www.j-lueger.com

NAM ZAHNHEILKUNDE
NEURO-ANATO-METABOLISCHES-PRINZIP
Dr. med. dent. Tilman Fritsch
Obere Bahnhofstr. 15
83457 Bayerisch Gmain
bayerischgmain@nam-zahnheilkunde.de

Peter Sallaberger
GESUNDHEIT SALLABERGER – PRAXIS FÜR BIOENERGETIK
Bodenlehenstraße 13

5500 Bischofshofen
Info@gesundheit-sallaberger.at
www.gesundheit-sallaberger.at

Schlafforschung Hans L. Malzl
Institut Proschlaf
Organisatorische Gesamtleitung und Leiter der Physikalischen Schlafforschung
Schallmooser Hauptstraße 51
5020 Salzburg
Hans.malzl@proschlaf.eu

Betten Sallaberger
Individuelle Betten-, Matratzen- und Kopfkissen-Anpassung
Bodenlehenstraße 13
5500 Bischofshofen
Info@betten-sallaberger.at
www.betten-sallaberger.at

Symbio Harmonizer
Harmonisierungsprodukte, Naturkosmetik, Nahrungsergänzungen „47 Essentials“
5082 Grödig
Shop: www.shop.symbio-harmonizer.com
Bestellungen: Betreuer-Nr. 207815500